Inhalt

Über die Autorin 6

(K)ein gutes Bauchgefühl 7

Fett: Ist das gut oder kann das weg? 8

Butter, Schmieröl, Capronsäure? 8

Welche Rolle spielt die Farbe? 10

Es glänzt nicht alles, was Gold ist 10

Bestimme Deinen Bauchtyp 12

Apfelschuss oder Schuss in den Ofen? 13

Sport nein, Ernährung ja? 14

Was ist Dein Blut wert? 15

Hormonhaushalt überprüfen 15

Mehrwert schaffen 17

Stoffwechselerkrankungen erkennen 20

Stoffwechsel pushen mit Spinat, Schlaf und Sport 22

2 x 3 = Metabolismus 22

Einheizen! Und nicht nur im Winter 24

Keine Diät ist so gut wie eine gesunde Ernährung 30

Greife zu! Natürliche Fettverbrenner unter der Lupe
.... 30

Halt ein! Hierum solltest Du einen Bogen machen
.... 31

Leicht abnehmen mit Light-Produkten? 32

Bauchfett: Folgen erkennen, Anteil messen, Ernährung umstellen
.... 33

Was ist die Folge von zu viel Bauchfett? 33

Zum Schluss noch ein Wort … 150

Über die Autorin

Es ist bereits ihr neunter Ratgeber, und auch er behandelt in aller Ausführlichkeit und mit großer Transparenz gesunde Ernährung – diesmal mit dem Fokus auf der Frage, die vielleicht auch Du Dir schon einmal gestellt hast: ob ein gezieltes Abnehmen am Bauch möglich ist. Wenn Dir jemand dazu Auskunft erteilen kann, dann Julia Stevens. Sie weiß, wovon sie spricht. Denn Sie hat sich nicht etwa zunächst auf ihrem erfolgreichen Abschluss des Masterstudiengangs „Ernährungswissenschaften" an der Stuttgarter Universität Hohenheim ausgeruht. Vielmehr folgten der semesterlangen theoretischen Forschung unterbrechungslos weitere Jahre auch praktischer Recherchen. Von den Resultaten profitieren zahlreiche Leser und Leserinnen, die sich gezielt zu den Gesundheitsthemen ihres Interesses informieren möchten. Du findest unter anderem ein Fachbuch zu basischer Ernährung mit einem 14-tätigen Detoxplan, hilfreiche wissenschaftliche und medizinische Forschungsergebnisse auf dem Gebiet der Lipödeme oder ein Kochbuch mit 150 Rezepten für alle, die unter Diabetes Typ 2 leiden. Auch zum vorliegenden Thema hat Julia Stevens selbstverständlich von einschlägigen Experten Kenntnisse zusammengetragen, mit Medizinern, Sportlern und Ernährungswissenschaftlern gesprochen, Enzyklopädien zurate gezogen und nicht zuletzt selbstverständlich ihre eigene Erfahrung mit eingebracht.

Wie in all ihren Ratgebern erfährst Du also auch hier neueste Fakten und bedeutendes Hintergrundwissen in einer leichten Sprache verständlich verpackt. Und damit es noch spannender wird, gibt es am Ende wie immer selbst etwas für Dich zu tun – aus insgesamt 100 Rezepten kannst Du diesmal wählen, und bei allen kannst Du Dir sicher sein, mit ihnen Deinen Stoffwechsel zu pushen, Deinen Fettpolstern den Kampf anzusagen und zuvor noch Spaß beim Zubereiten der Speisen zu haben. Zunächst aber wünsche ich Dir viel Spaß beim Lesen des neuesten Julia-Stevens-Ratgebers „Fett verbrennen am Bauch!"

(K)ein gutes Bauchgefühl

Nein, es muss nicht Twiggy sein und ja, es gab Zeiten, in denen waren Rundungen gefragt. Doch grundsätzlich galt in westlichen Kulturen von jeher ein schlanker Körper als Schönheitsideal. Und zwar bei Frauen und Männern! Vielmehr war es nach heutigen Erkenntnissen sogar das sogenannte starke Geschlecht, für das der erste Diätratgeber bestimmt war: Der venezianische Edelmann Luigi Cornaro stellte in einer Liste erlaubte Speisen verbotenen gegenüber und garantierte seinen Geschlechtsgenossen bei strikter Einhaltung nicht nur eine Abnahme des Gewichtes, sondern auch eine Zunahme der Potenz. Auf rein persönlicher Erfahrung fundierten auch die rund 30 Jahrzehnte später veröffentlichten Ratschläge William Bantings. Der einzige Unterschied. Der britische Leichenbestatter hatte mit seinem Verzicht auf Kohlenhydrate ins Schwarze getroffen. Noch heute stehen Low-Carb-Diäten ganz weit vorne auf der Liste Abnehmwilliger.

Die zahlreichen anderen jeweils zeitweise gültigen Vorschläge zum Gewichtsverlust erspare ich Dir im Detail. Nur so viel: Sie reichten von Ritten auf hölzernen Pferden über Stromstöße und Massage-Walzen in Damensalons bis hin zur Einnahme angepriesener Wundermittel in Wasser- , Pulver- und Tablettenform. Allerdings – nicht, dass es nicht auch heutzutage noch viele leere Versprechungen gäbe, wie Du in kürzester Zeit, teils ohne jeden Verzicht und bei alldem langfristig schön und schlank werden und bleiben kannst. Zwar wurden Empfehlungen zum Verzehr von Seife als Abführmittel inzwischen eingestellt. Doch suchst Du im Internet nach Diäten, nimm Dir Zeit: Du triffst auf über einhundert verschiedene Methoden, und jede einzelne von ihnen nimmt für sich in Anspruch, die einzig wahre zu sein.

Um es gleich vorweg zu nehmen: In diesem Ratgeber wirst Du nicht die 125. oder 175. Diät finden, die Dir das Blaue vom Himmel verspricht. Vielmehr geht es um ein allgemeines Wohlbefinden, um die Frage, ob eine Fettreduzierung an gewünschten Körperstellen wie dem Bauch überhaupt gezielt möglich ist. Ich

- werfe mit Dir einen vertieften Blick in Deinen Stoffwechselhaushalt und auf die Funktion Deiner Schilddrüse
- kläre unter anderem die Fragen, inwiefern genetische Aspekte und Hormone eine Rolle bei Deiner Bauchform spielen und
- wie Deine Blutgruppe und Blutwerte mit Deinem Gewicht in Zusammenhang stehen
- mit welchen Tricks Du all den unerwünschten Umständen möglicherweise begegnen kannst

- welche Lebensmittel Deiner Fettverbrennung so richtig einheizen und
- inwiefern Du durch die richtigen sportlichen Aktivitäten zu Deinem allgemeinen Wohlbefinden beitragen kannst.

Legen wir also los!

Fett: Ist das gut oder kann das weg?

Ich habe Freunde, die sich immer erst auf der letzten Seite über das Ende informieren, bevor sie sich für oder gegen den Kauf eines Buches entscheiden. Verständlich, kommen bei Dir ausschließlich Geschichten mit Happy End infrage oder muss bereits der letzte Satz auf den Fortsetzungsroman hindeuten. Zählst auch Du zu dieser Personengruppe, mache bei diesem Ratgeber eine Ausnahme. Nicht, dass das Ende Dich davon abhielte, mehr erfahren zu wollen (es sei denn, Du schlägst ein Rezept auf, für das Du unbedingt gleich die Zutaten erwerben möchtest. Dann nimm Dir die Zeit und komm dann zu mir zurück). Doch gerade beim vorliegenden Thema ist es ratsam, den herkömmlichen Weg einzuschlagen und bei A zu beginnen. Denn hier lässt sich der Schluss nicht vorwegnehmen, möchtest Du wirklich wissen, weshalb Du am Bauch Fett verbrennen kannst – oder warum nicht. Über je mehr Basiswissen Du zu diesem Interessensbereich verfügst, desto mehr wirst Du verstehen, wie Dein Körper auf Bewegung und Nahrung reagiert und auf kleinste Details zu den Hintergründen einer eventuellen Fettverbrennung am Bauch Wert legen.

Butter, Schmieröl, Capronsäure?

Um unserem Fett (oder auch: unseren Lipiden) erfolgreich zu Leibe rücken zu können, müssen wir zuerst verstehen, was Fett überhaupt ist. Dabei lassen wir recht schnell außen vor, was in der Überschrift anklingt: dass es auch Motoröl gibt und chemisch gebundene Flüssigkeiten (Carbonsäure eben). Also auch Industriefette und künstlich zusammengesetzte Stoffe. Doch diese lassen wir außen vor. Wir richten unseren Fokus gleich auf das Fett, das Du an Deinem Bauch loswerden möchtest (davon gehe ich jedenfalls aus, da Du diesen Ratgeber zur Hand genommen hast). Die offizielle Lexikon-Definition des Fett-Begriffs erspare ich Dir – sie ginge über mindestens sechs Zeilen. Ich fasse sie aber für Dich zusammen:

Fett: Tierischer oder pflanzlicher, zum Großteil glyzerinhaltiger Stoff unterschiedlichen Aggregatzustandes in Nahrungsmitteln.

Du nimmst Fett also über Deine Nahrung auf. Zusammen mit Wasser speichert Dein Körper es in Deinen sogenannten Adipozyten (aus dem Lateinischen von

„adeps" – „Fett"; einfach also: Fettzellen) als eine spezielle Art des Bindegewebes. Du kennst es von den Dateien auf Deinem Computer: Was Du einmal gesichert hast, kannst Du in der Regel auch wieder löschen. Ebenso oder zumindest so ähnlich verfährt Dein Körper: Er lässt die Energie aus Deinen Fettzellen bedarfsgerecht frei. Möchtest Du Deine Hausarbeit aber gerade nicht noch einmal lesen, weil Du an einer anderen sitzt, bleibt die Datei geschlossen. Wenn Du also statt einem harten Sportprogramm auf eine Schokotorte zum Nachtisch setzt, besteht kein Bedarf, das Fett aus Deinen Zellen in Energie zu verwandeln. Machst Du das jetzt nicht nur einmal, sondern täglich (vielleicht studierst Du ja zwei Studiengänge parallel), setzt Du entsprechend Fett an (hast nach und nach ganz Ordner voller Arbeiten).

Früher – also in Zeiten lange vor unserer modernen Technik – war diese Fettspeicherung noch sinnvoll. Schließlich wussten unsere Vorfahren nicht jeden Morgen, ob sie am Abend etwas über dem Feuer würden zubereiten können. Dank des Depotfetts sind sie auch in Zeiten längerer Jagd-Misserfolge nicht verhungert.

A, B oder C? Rate mal ..., wie lange ein Mensch durchschnittlich (es ist eine grobe Zahl, denn der genaue Wert ist abhängig von individuellen Faktoren wie Alter, Geschlecht, Lebensumständen und Fitnesszustand) komplett ohne Nahrung überleben kann? A) bis zu 10 Tage B) bis zu 25 Tage oder C) bis zu 40 Tage?

Du hast ins Schwarze getroffen: Antwort C) ist korrekt. Klingt viel (ist es auch). Allerdings sind uns Winterschläfer wie Fledermäuse oder Murmeltiere weit voraus: Sie senken einfach ihre Körpertemperatur herab – schon müssen sie zwischen Oktober und März nicht auf Nahrungssuche gehen.

Wohlgemerkt gelten die maximalen 40 Überlebenstage bei uns Menschen nur für Speisen. Wassermangel kann sich bereits nach Tagen tödlich bemerkbar machen. Auch da müssen wir einfach wieder einen neidvollen Blick ins Tierreich werfen: Dromedare und Trampeltiere (kurz: Kamele) können bis zu 25 Prozent ihres Körpergewichtes alleine an Wasser verlieren und dennoch gute drei Wochen unter sengender Sonne überleben. Kommt eine Oase in Sicht, trinken sie dann aber auch schneller: 200 Liter in 15 Minuten ... Und was die Fettpolster für ihren Winterschlaf betrifft, haben sie es besonders gut: Unter den Höckern erkennt man es nicht.

Denn seien wir ehrlich! Natürlich wollen wir in erster Linie Fett am Bauch verlieren, um besser auszusehen. Dabei spielt Übergewicht auch einen enormen Faktor hinsichtlich unserer Gesundheit, Lebenserwartung – und der Erwartung von Krankheiten. Aber dazu später.

Wir wissen jetzt schon einmal, dass unser Körper unser aufgenommenes Nahrungsfett zunächst ausschließlich zur Deckung unseres Grundumsatzes in Energie umwandelt und den Rest als Kalorien speichert.

Welche Rolle spielt die Farbe?

In der vergangenen Überschrift habe ich Dir bereits beispielhaft drei Fettarten genannt – allerdings inklusive Industriefett. Auch in Deinen Adipozyten findest Du genau drei Fettarten – aufgeteilt in Farben:

Weißes Fett: Darauf konzentrieren wir uns bei unserer Frage nach einem gezielten Fettverlust am Bauch. Weißes Fett nämlich übernimmt die Funktion unserer körpereigenen Vorratskammer und speichert alles, was es durch Deinen Verzehr von Pommes, Butter und Avocado auf die Rippen bekommen kann. Das weiße Fett ist insofern zwar wichtig, aber auch das ungesündeste der dreien. Als Richtwerte gelten Zahlen von rund zehn Prozent Depotfett für sportliche und ungewöhnlich schlanke Menschen sowie um die 25 Prozent für Normalgewichtige. Wer stark fettleibig ist, bei dem kann der Anteil des weißen Fetts mehr als 50 Prozent am Gesamtkörpergewicht betragen. Weißes Fett lagert sich zuerst im Unterhautgewebe im Gesäß und – Du weißt es schon! – am Bauch ab.

Es folgt: braun. Deine braunen Fettzellen helfen Dir bei Minusgraden über die Runden. Sie verbrennen ihre gespeicherte Energie zu Wärme. Überdurchschnittlich viele braune Fettzellen haben Babys und besonders dünne Erwachsene, die aufgrund fehlender Muskelmasse schneller frieren. Braunes Fett schlägt seine Zelte zum Großteil zwischen Deinem Hals und Deinen Schultern auf.

Das dritte im Bunde: beiges Fett. Hat sich erst vor kurzem dem bekannten Duo angeschlossen – durch die relativ neue Entdeckung der dritten Fett-Farbe stecken Forschungen zu ihr noch in den Kinderschuhen. Wissenschaftler und Mediziner gehen allerdings davon aus, dass es ebenso wie Dein braunes Fettgewebe als Isolierfett wirkt und die Aufgabe der Wärmeerzeugung (Thermogenese) mit übernimmt.

Es glänzt nicht alles, was Gold ist

Gold hat schon immer eine Faszination auf Menschen verschiedenster Kulturen rund um die Welt ausgeübt. Von alten Römern als Zahlungsmittel verwendet, von Rumpelstilzchen aus Stroh gesponnen, von Glücksrittern aus dem Flussbett gesiebt … Doch nicht immer brachte es das erhoffte Glück. Der phrygische König Midas beispielsweise hat sich vom griechischen Gott des Weines Dionysos den Wunsch erfüllen lassen, alles in Gold zu verwandeln, was er berührte – nicht bedenkend, dass die auch für sein Essen galt. Und schon sind wir wieder in der Gegenwart gelandet. Beim Essen. Und beim Hüftgold. Und dass es damit durchaus auch Gold gibt, auf das wir verzichten würden.

Und das meiste davon liegt dort, wo wir es nicht haben wollen: An unserem Gesäß, den Oberschenkeln, der Hüfte eben – und am Bauch (Hier hat es sogar einen eigenen Namen. „Viszeralfett" kommt auch aus dem Lateinischen, zumindest basiert es auch der Vokabel „viscera". Musst Du Dir aber nicht merken). An diesen Stellen weigern sich Deine Fettdepots besonders hartnäckig, einmal gewonnene Kalorien wieder aufzugeben. Allerdings gilt dies wie fast alles nur als grundsätzliche Regel. Bei den wenigen Ausnahmen setzt sich das Nahrungsfett an anderen Körperstellen ab. Über die möglichen Gründe streiten Experten. Oder besser: Sie streiten nicht, sondern tappen im Dunkeln. Angenommen wird ein Zusammenspiel zwischen der Muskel- und eingelagerten Fettmasse (welche auch als „Mastfett" bezeichnet wird), dem individuellen Ernährungszustand, aber auch der genetischen Disposition, Hormonen, dem Geschlecht, Alter sowie den persönlichen Lebensumständen.

Woher kommt Bauchfett?
Der Schein trügt nicht: Frauen verlieren zunächst am Gesäß, an Hüften und Beinen Gewicht und Männer am Bauch. Der Grund findet sich in der unterschiedlichen Fettverteilung der beiden Geschlechter. Denn genau an diesen jeweiligen Körperzonen setzen Frauen und Männer auch jeweils zuerst ihre Fettpolster an.

Verstoß gegen den Gleichheitsgrundsatz: Als Frau benötigst Du als Minimum 15 Prozent Fettanteil zur Aufrechterhaltung Deiner wichtigsten Körperfunktionen, als Mann reichen Dir auch fünf Prozent.

1. Genetik

Sie sind für so vieles verantwortlich – auch für die Ablagerungsorte Deiner Nahrungsfette: Deine Gene. So zumindest das Ergebnis einer Studie von Universitätsmitarbeitern im schwedischen Uppsala. Nach der Auswertung aller Daten der insgesamt 360.000 Projektteilnehmer sollen es Hunderte von Genen sein, die vor allem einen Unterschied machen: den zwischen Männern und Frauen. Und genau eines, das für den Ort der Fettablagerung an Hüften (da ist es wieder, das Gold!) und Beinen bei Frauen und am Bauch (auch ohne Bier) bei Männern verantwortlich sein soll: das typisch weibliche Sexualhormon Östrogen.

Die gute Nachricht für alle Damen: Fettablagerungen am Gesäß sollen vor Herz-Kreislauf-Erkrankungen schützen. Danach agiert Hüftfett als der gute Jäger, der die schädlichen Bauch-Fettsäuren auf ihrem Weg in die Leber oder Muskeln einfängt und so am Festsetzen hindert.

2. Enzyme

Für eine weitere Theorie nehme ich Dich mit von Skandinavien nach Maryland in die USA. Hier wurde am National Heart, Lung and Blood Institute zum Thema geforscht. Dem Resultat nach läuft es auf ein Enzym heraus, das zumindest die Gewichtszunahme von Erwachsenen in ihrer Lebensmitte fördert. Das DNA-Protein Kinase (oder auch: DNA-PK) weiß nicht, wohin mit seiner Energie. So soll es (aus lauter Langeweile) die Umwandlung von Nährstoffen in Lipide vorantreiben und so den Bierbauch begünstigen. Die Auswirkung auf unseren Stoffwechsel stellt sich proportional zum zunehmenden Alter ein – und um allem das i-Tüpfelchen aufzusetzen: Parallel beginnen unsere Mitochondrien damit, weniger Energie in ihre Arbeit zu stecken – die darin besteht, unser Fett in Energie umzuwandeln. Fazit: Je älter wir werden, desto weniger werden die Fettzellen am Bauch zur benötigten Energieumwandlung in Anspruch genommen.

Bestimme Deinen Bauchtyp

Oder besser: Schau einfach mal, welche es alle gibt. Vielleicht erkennst Du Deine Rundungen ja wieder!

1. Hast Du ein Bäuchlein, ist Dein oberer Bauch noch immer flach, während sich im Anschluss unter Deinem Bauchnabel eine Wölbung zeigt. Was das heißt? Du trainierst gezielt oder aus Versehen diesen Teil Deines Rumpfes überdurchschnittlich viel (dann hast Du zwar ein Bäuchlein, aber ohne Fettablagerung). Oder Du kommst an Fast Food und Süßigkeiten nicht vorbei.

2. Als Mann kannst Du diesen Absatz überspringen – es sei denn, Du möchtest in Deiner schwangeren Freundin vorlesen. Vielleicht ist es aber besser, darauf zu verzichten. Denn Du müsstest ihr mitteilen, dass nach der Geburt aller Voraussicht nach aufgrund einer schlaffen Bauchmuskulatur und ausgedehntem Bindegewebe einige Fettpolster ihren Anspruch geltend machen. Der einzige Ausweg: Nicht mehr für zwei essen und möglichst schnell sportliche Aktivitäten wieder aufnehmen.

3. Du bist gestresst? Dein Bauch zeigt es Dir durch einen besonders hohen Fettanteil in Deiner Bauchdecke über Deinem Magen-Darm-Trakt. Stehst Du auch unter permanentem Zeitdruck, nimm Dir wenigstens Zeit zum Essen.

4. Den Anblick von Rettungsringen bei einer Havarie auf hoher See heißt Du höchstwahrscheinlich willkommen, rund um den Bauch benötigst Du sie eigentlich nicht. Die Ringe ober- und unterhalb Deiner Taille beginnen sich spätestens ab einem Alter von rund 30 Jahren zu bilden – ab diesem

Zeitpunkt verlangsamt Dein Stoffwechsel seine Arbeit. Entgegensteuern kannst Du mit Ausdauersport und einer kohlenhydratarmen Ernährung.

5. Ebenfalls Stress, aber auch kohlensäurehaltige Getränke, scharfe Gerichte oder Hülsenfrüchte sind Grund für einen Blähbauch. Daher ist er morgens zumeist noch schön flach – bevor Du etwas zu Dir genommen hast. Versuche, auf die genannten Lebensmittel weitestgehend zu verzichten.

6. Im Gegensatz zum Blähbauch hält sich der Bierbauch auch über Nacht – und das Fett sammelt sich gleichmäßig rund um Deinen Rumpf. Der Name ist nur Synonym – auch andere alkoholische Getränke sind für diese Bauchform verantwortlich. Und das eigentlich nur indirekt: Es sind in den meisten Fällen nicht die Getränke an sich, sondern der Griff zu süßen und fettigen Speisen aufgrund des regelmäßig folgenden Heißhungers. Das Gute: Treib einfach mehr Sport und ernähre Dich gesund. Dann verschwindet auch ein Alkoholbauch wieder.

7. Einen Hormonbauch erkennst du an seiner ungewöhnlichen Form: Während Dein Oberbauch und Deine Taille nicht betroffen sind, siedelt sich das Fett rund um Deine Hüfte an. Die Ursache für einen Hormonbauch steckt in seinem Namen: Er entsteht durch ein Hormonungleichgewicht. Auch hier hilft ein Blick auf Deine Ernährung, durch die Du die Ausschüttung von Insulin oder Menge des Hungerhormons Ghrelin steuern kannst. Zu Hormonen im Detail kommen wir aber später noch!

Apfelschuss oder Schuss in den Ofen?

Es war nicht nur Wilhelm Tell. Gleich mehrere Sagen ranken sich um Väter, die zu unterschiedlichen Begebenheiten ihren Kindern Äpfel vom Kopf zu schießen hatten. Leicht war es sicher nicht, hier genau zu zielen. Leichter aber, als gezielt am Bauch Fett abzunehmen. Denn um die schlechte Nachricht gleich vorwegzunehmen: Du kannst Deine Adipozyten zwar abbauen – doch Du hast keinen Einfluss auf den ständigen Austausch Deines intrazellulären Fettes – also Deinem Fettgewebe, das Dein Körper ununterbrochen aufrechterhält. Er entscheidet von alleine, wo er gerade wie viele Lipide benötigt oder abgeben kann.

Da haben wir einen Gegensatz zu Deinen Daten auf Deinem PC: Dies kannst Du durch Unachtsamkeit oder einen Technikfehler plötzlich verlieren – ohne dass Du es möchtest. Bei Deinem Fett verhält es sich genau andersherum: Du wärst es gerne mit einem Schlag los. Aber so einfach ist es leider nicht.

Erfahrungsgemäß scheint Dein Körper zumindest für den Anfang auf immer dieselbe Fettzone zu setzen: Dein Gesicht. Vielleicht ist Dir das auch schon einmal bei Deinen Freunden aufgefallen: Die Gesichtszüge fallen bei einer Gewichtsabnahme zuerst ein wenig ein. Das ist aber auch schon alles. Und andere haben es für Dich ausprobiert: Leider hilft alles nichts, die Reihenfolge Deines Fettverlustes kannst Du nach allgemeiner Ansicht und durch Studien gedeckte Forschungen nicht beeinflussen.

Sport nein, Ernährung ja?

Kommen wir zunächst zu denen, die sich mit aktiver Bewegung als möglichen ursächlichem Faktor für einen gezielten Fettabbau beschäftigt haben. Um es vorweg zu nehmen: Du kannst stundenlang um den See rennen, mit High Intensity Training Deinen Puls in höchste Höhen treiben oder auf Übungen mit Hanteln oder Deinem eigenen Körpergewicht setzten – es hilft alles nichts in Hinblick auf die Steuermöglichkeit, wo die Kalorien zuerst verschwinden.

Das zeigten eine 12-wöchige Versuchsreihe an der Southern Illinois University Edwardsville mit einem reinen Bauchtraining der teilnehmenden Probanden sowie ein entsprechender Test an der Universität Los Lagos in Chile mit gezieltem Beintraining. In keinem der beiden Fälle konnte ein Einfluss auf die Fettabnahme an den trainierten Körperzonen festgestellt werden.

Einen Grund mussten die Wissenschaftler für diese Ergebnisse nun natürlich auch finden. Und der Schuldige in ihren Augen ist der menschliche Stoffwechsel. Er zeigt sich anscheinend recht unbeeindruckt von äußeren Einflüssen. Schließlich hat er genug damit zu tun, sich um die gerechte Versorgung all Deiner Zellen mit den benötigten Enzymen, Vitaminen und Co. zu kümmern. Nicht zu reden von der Entsorgung möglicher Giftstoffe. Zwar spaltet Dein Körper bei Belastung wie den gezielten Muskelübungen aus den Studien Deine Triglyceride (das Fett in Deinen Zellen) in Glycerin und frei verfügbare Fettsäuren auf, um aus ihnen die Energie für die sportlichen Aktivitäten zu beziehen. Doch dabei bedient er sich eben auch anderen Fettdepots und nicht nur denen aus dem trainierten Bereich.

Um Missverständnisse zu vermeiden: Kein Sport ist auch keine Lösung! Im Gegenteil: Mit viel aktiver Bewegung trägst Du selbstverständlich in Einheit mit einer gesunden Ernährung zur Gewichtsabnahme bei. Nur eben am gesamten Körper ...

Es gibt aber eine Theorie, nach der Du mit Deiner Ernährung Deinem viszeralem Fett den Kampf ansagen kannst. Entstanden ist sie eher aus einem Umkehrschluss. Danach soll sich eine besonders kohlenhydratreiche Ernährungsweise im Zusammenspiel mit mangelhafter Aufnahme der acht essentiellen Aminosäuren, die Dein Körper nicht selber bilden kann, auf eine Fettablagerung am Bauch auswirken. Als Gegenwehr wird eine basische Kost mit wenig Kohlenhydraten und viel frischem Obst und Gemüse empfohlen – im Zusammenspiel mit variablen Bauchmuskelübungen. Belegt ist diese Theorie allerdings nicht. Im Gegenteil: Sie steht zu den Studienresultaten aus den USA und Chile ebenso im Gegensatz wie zu den vielen Befürwortern gesunder Ernährung (zu denen ich ja auch zähle), die im vorliegenden Beispiel eine Gewichtsabnahme selbstverständlich nicht bestreiten. Einzig: Eben nicht nur am Bauch ....

Lass mich noch einen weiteren Satz zu Ernährung verlieren und damit gleich die Überleitung zu unserem nächsten Aspekt schaffen: Auch dem Fasten wird von einigen Befürwortern ein Einfluss auf Deine Triglyzeride am Bauchfettgewebe zugeschrieben. Durch die extreme Umstellung, für einige Zeit keine feste Nahrung zu Dir zu nehmen, sollen sich Dein Cholesterinspiegel senken, Deine Hormone Leptin und Insulin normalisieren und der Abbau von Bauchfett gefördert werden.

Leptin und Insulin sind beides Hormone. Die wir nicht außen vorlassen können, gehen wir einen Schritt zurück und werfen einen Blick nicht auf das gezielte Abnehmen am Bauch, sondern einen grundsätzlichen Gewichtsverlust. Denn wenn selbst ein maßgeschneiderter Speisenplan nicht hilft auf dem Weg zum Fettverlust, dann aber vielleicht ein Blick auf Deine Blutwerte.

Was ist Dein Blut wert?

Zirka acht Prozent Deines Körpergewichts entfallen auf Dein Blutvolumen. So viel benötigst Du auch – schließlich läuft nichts ohne sie. Sie transportieren lebenswichtige Nährstoffe bis in die kleinste Deiner Zellen. Als Ausgleich für ihre Arbeit fordern sie nichts Unverschämtes: Alles, was sie von Dir verlangen, ist eine gesunde Lebensweise. Mit Stress, Depressionen, Bewegungsmangel, Fastfood und Zigaretten verärgerst Du sie – und nimmst gleichzeitig negativen Einfluss auf Deinen Hormonhaushalt.

Mit einem Bluttest lässt sich die Anzahl Deiner weißen und roten Blutkörperchen bestimmen und herausfinden, ob Du erhöhte Cortisolwerte hast oder Dein Insulin eine bedenkliche Größe aufweist. Zwei von insgesamt acht Hormonen, die Du für eine erfolgreiche Gewichtsabnahme keinesfalls unterschlagen solltest.

Hormonhaushalt überprüfen

1. **Cortinson/Cortisol**: Das synthetische Stresshormon schüttest Du – der Name verrät es Dir – in besonderen Stresssituationen vermehrt aus. Keine

gute Idee: Gleichzeitig erhöht sich Dein Blutzuckerspiegel. Und damit wiederum ist die nächste Heißhungerattacke nicht mehr weit!

2. Dein **Adiponektin**-Hormon produzierst Du direkt in Deinen Fettzellen. Mit ihm regulierst Du Dein Sättigungsgefühl. Je weniger überschüssiges Fett Du in Deinem Fettgewebe ansammelst, desto mehr Platz hat Adiponektin und desto geringer ist Dein Hungergefühl.

3. **Leptin:** Neben Adiponektin das zweite der beiden direkt vom Fettgewebe ausgeschütteten Hormone. Leptin steht in direktem Kontakt mit Deinem Gehirn und informiert es über den jeweils aktuellen Status Deines Appetits. Mit steigendem Fettanteil steigt auch Dein Leptinwert. Und nach einer Weile hast Du so viel davon, dass es Appetit und keinen Appetit nicht mehr unterscheiden kann. Die Folge ist ein nicht enden wollendes Hungergefühl: Der Rettungsring um Deinen Bauch entsteht.

4. **Insulin** regelt Deinen Blutzuckerhaushalt. Mit einem erhöhten Insulinspiegel steigt auch Dein Appetit. Je mehr Kohlenhydrate Du dann zu Dir nimmst, desto langsamer baut Dein Körper Fett ab. Versuche also, Deinen Insulinspiegel auf einem niedrigen Level zu halten.

5. Fast als Gegenspieler könnte man das Hormon **Glucagon** bezeichnen. Es ist für Deinen Fettabbau zuständig. Grund genug, es pfleglich zu behandeln! Glucagon baut die aufgenommenen und gespeicherten Kohlenhydrate und Fette ab und verwandelt sie in Energie. Je proteinreicher und ärmer an Kohlenhydraten Deine Ernährung, desto mehr Glucagon wird freigesetzt und desto schneller nimmst Du ab. Aber auch hier gilt wieder: Wo es Deinem Körper auch immer passen mag …

6. Wie Leptin leitet auch **Ghrelin** Deinen Hungerstatus an Dein Gehirn weiter. Allerdings hält es diesen Status leider recht konstant. So sorgt Ghrelin nicht nur während Deiner Diät für Dein Hungergefühl, sondern noch lange danach. Es ist sozusagen verantwortlich für den bekannten Jojo-Effekt. In Schach halten kannst Du es mit regelmäßiger Bewegung.

7. **Cholecystokinin** spielt ebenfalls eine Rolle bei Deinem Sättigungsgefühl. Es wird aus Eiweiß oder Fett im Darm gebildet, verlangsamt Deine Verdauungsgeschwindigkeit und hält Dich so länger satt.

8. Es hat mit **Glucagon-like Peptide 1** einen etwas umständlichen Namen, macht aber auch nicht viel anderes als Insulin – es reguliert Deinen Blutzuckerspiegel und zögert Deine Magenentleerung hinaus. Je mehr Proteine Du zu Dir nimmst, desto mehr GLP-1 wirst Du in Deinen Zellen bilden können.

***Bluttest zu Hause durchführen?** Mittlerweile finden sich im Internet zahlreiche Anbieter für medizinische Bluttests, die Dir eine Blutabnahme über Deine Fingerkuppe zu Hause und eine sichere Laborauswertung des zurückgesandten Blutes ermöglichen. So gut und sicher die meisten Test-Kits mittlerweile auch bewertet werden, ersetzen sie in Deinem Fall nicht den Arztbesuch. Denn mit den Online-Auswertungen erhältst Du nur gezielte Auskünfte wie zu Deiner Blutzellenkonzentration. Aussagen zu Deinem Vitaminhaushalt oder Hormonspiegel allerdings liefert er nicht. Und wie wir eben gesehen haben, spielen ja gerade die Hormone eine bedeutende Rolle im Kampf gegen Dein Bauchfett.*

Eine Blutuntersuchung soll nach einer gemeinsamen Studie der Universitäten Singapur und Newcastle auch Aufschlüsse über die passende Ernährung zu einer effektiven Gewichtsabnahme zulassen. Nach der Einnahme bestimmter Mahlzeiten spielten neben den Auswirkungen auf die jeweiligen Blutzuckerspiegeln der Probanden auch der Zeitpunkt der Nahrungsaufnahme sowie sportliche Bestätigungen und Messungen der Darmbakterien eine Rolle.

***Hui oder pfui? Debatte über die Blutgruppendiät:** Du hast bestimmt schon einmal davon gehört – erfunden wurde sie im Jahr 1996 von einem US-amerikanischen Naturheilkundler Danach sollen sich Erfolge bei der Gewichtsabnahme einstellen, wird die Ernährung an der individuellen Blutgruppe des Diätwilligen ausgerichtet. Wissenschaftliche Belege sind allerdings bis heute nicht veröffentlicht worden. Stattdessen bemängeln Kritiker die jeweilige Einseitigkeit der vier Ernährungskonzepte: Die erlaubten Speisen richten sich nach den Lebensformen unserer Vorfahren.*

Mehrwert schaffen

Du hast also den Weg zum Arzt angetreten, einen Bluttest durchführen lassen – und kein erfreuliches Ergebnis erhalten. Hohe Insulin- und Cholesterinwerte wurden ebenso festgestellt wie ein Vitaminmangel. Und im Beratungsgespräch stellte sich auch noch heraus, dass Du in Stresssituationen auf Deiner Arbeit häufig schnell mal zu Chips oder Keksen greifst. Ich sage Dir schon einmal vorab, was er Dir raten wird:

1. **Bewege Dich regelmäßig!** Jede sportliche Tätigkeit bringt Deinen Stoffwechsel in Schwung und hält Deinen Insulinspiegel langfristig auf einem gleichbleibenden Niveau
2. **Vermeide Stress!** Bist Du gestresst, setzt Du Cortisol frei und lässt Deinen Blutdruck steigen.
3. **Verzichte auf Tabak und Alkohol!** Mit Sicherheit bist auch Du nach einem besonders netten Abend mit Deinen Freunden schon einmal am nächsten

Tag mit Kopfschmerzen aufgewacht: nur eine Folge von selbst geringem Alkoholkonsum. Nun musst Du nicht für immer Wein gegen Wasser tauschen – aber möglichst oft. Denn auch in Maßen hemmt Alkohol Deinen Stoffwechsel, Fettabbau und Muskelaufbau. Und damit nicht genug! Unweigerlich stellt sich nach einer Weile der Heißhunger auf fettige und süße Speisen ein. Nikotin hingegen regt zwar zunächst Deinen Stoffwechsel an und lässt Dein Hungergefühl schwinden. Doch die gesundheitsschädlichen Auswirkungen wie auf Deine Lunge sind weitaus schwerwiegender. Zudem legt sich das Körperfett, das Du trotz Zigarettenkonsum zu Dir nimmst, in erster Linie auf Deine Bauchregion: Gerade das, was Du nicht möchtest.

4. **Ernähre Dich gesund!** Das heißt: Verzichte ganz auf Transfette wie Pommes Frites, reduziere tierische Fette wie Butter und Einfachzucker wie Süßigkeiten. Greife stattdessen zu ballaststoffreichen Lebensmitteln wie Vollkornprodukten und frischem Gemüse. Damit stabilisierst Du automatisch Deinen Insulinspiegel, steigerst Deine Leptin-Sensibilität und senkst sowohl Deinen Cholesterinwert wie auch Deinen Blutdruck.

Die gute Nachricht: Hältst Du das alles ein, werden sich Deine Blutwerte unter Garantie verbessern.

Die schlechte: Ehe es so weit ist, kann es durchaus Monate dauern. Geh also nicht in aller Ungeduld zu früh zum erneuten Check-up, sondern warte ein halbes Jahr. In der Zwischenzeit bemerkst Du vielleicht schon Veränderungen an Deinem Körper – in der Bauchregion!

Diät-Pillen: Wunder oder Scharlatanerie? Werbung verspricht vieles. Unter anderem Tabletten, durch die binnen kurzem Deine Pfunde purzeln sollen. Doch wäre es so einfach, ein paar Präparate zu schlucken und auszusehen wie Heidi Klum – wir hätten kein weltweites Problem mit Übergewicht. Die Sportstudios wären allerdings auch leer, und das wäre schade ... Denn durch Sport nimmst Du nicht nur ab, sondern schüttest auch Glückshormone aus. Aber zurück zur Frage, ob Du dank Diät-Pillen schneller zum Ziel kommst. Von unabhängigen Studienresultaten und Ernährungsexperten rund um den Globus wirst Du zwar keine Hiobsbotschaften zu negativen Auswirkungen hören. Aber auch kaum eine Bestätigung der versprochenen Erfolge erhalten. Folgend gebe ich Dir einen Überblick zu den offiziellen Prüfungsergebnissen einiger der besonders beliebten Diättabletten bzw. ihrer Inhaltsstoffe:

- **L-Carnitin**: Der chemische Stoff spielt eine bedeutende Rolle beim Transport Deiner Fettsäuren. Dein Körper kann die chemische Verbindung aus den Aminosäuren Lysin und Methionin selbst herstellen – L-Carnitin-

Tabletten sollen Deine Energiegewinnung beschleunigen, Deine Fettverbrennung ankurbeln und Deine Muskelregeneration nach harten Sporteinheiten fördern. Den angepriesenen Erfolg einer beschleunigten Fettverbrennung sind die Hersteller von L-Carnitin-Präparaten bislang allerdings schuldig geblieben.

- **Fettbinder**: Nicht zu verwechseln mit Fatburnern! Fettbinder verbrennen nicht Dein bereits vorhandenes Fett. Sie verhindern vielmehr bereits im Vorfeld, dass das über Deine Nahrung aufgenommene Fett von Deinem Verdauungssystem verarbeitet und eingelagert wird. Allein mit der Einnahme wirst Du Dein Bauchfett nicht verlieren. Kombinierst Du die Einnahme des medizinischen Mittels mit einer gesunden Lebensweise, kann es allerdings eine unterstützende Wirkung zeigen.

- **Sättigungskapseln:** Das ist Dir bekannt: Ballaststoffe rufen ein schnelles Sättigungsgefühl hervor. Noch weniger Kalorien als mit einem Vollkornbrot nimmst Du mit Tabletten zu Dir, die den identischen Effekt haben sollen. Sättigungskapseln werden fast ausschließlich auf pflanzlicher Basis hergestellt. Kommen sie in Kontakt mit Deiner Magenflüssigkeit, beginnt sich der enthaltene Quellstoff auszuweiten und füllen Deinen Magen. Der Effekt wird erzielt: Du fühlst Dich satt. Doch das Ganze hat auch einen Nachteil: Die Quellstoffe binden viel Wasser. Trinkst Du nicht genug, bekommst Du möglicherweise Verdauungsprobleme. Zudem sind die Kapseln nicht auf eine langfristige Einnahme ausgelegt. Stellst Du Deine Ernährung im Anschluss nicht um, wirst Du verlorenes Gewicht sofort wieder zulegen (Das ist dann der bekannte Jojo-Effekt).

- **Apfelessig**: Mit Apfelessig tust Du Deinem Körper definitiv etwas Gutes. Allerdings reicht es aus, ihn als Basis für Dein Salatdressing zu nutzen. Zwar schlagen Dir viele Hersteller von Sportlernahrung und Ergänzungsmitteln eine separate Einnahme eines täglichen Teelöffels vor. Doch obgleich sie Dir nicht schadet, darfst Du auch hiervon keine Zauberkräfte erwarten.

- **Abführmittel**: Sogenannte Laxantien sind Teil einer ärztlichen Behandlung gegen Verstopfungen. Mit ihrer Einnahme entleerst Du Deinen Darm, verlierst gleichzeitig allerdings eine Menge Flüssigkeit und Mineralien. Dein Elektrolythaushalt gerät ins Schwanken, Muskelschwächen sowie ein gestörtes Herz-Kreislaufsystem können die Folge sein. Zum Abnehmen solltest Du Abführmittel also auf keinen Fall verwenden!

- **Appetitzügler**: Entscheide Dich hier nicht für die – allerdings grundsätzlich rezeptpflichtigen – medizinischen Präparate. Diese Anoretika haben zwar die erwünschte appetithemmenden Wirkung, indem sie Deinem Hungerzentrum im zentralen Nervensystem ein Sättigungsgefühl vortäuschen. Doch nicht selten stellen sich Angstzustände und Depressionen als Nebenwirkungen ein. Greife stattdessen zu natürlichen Appetitzüglern und integriere Haferflocken, Chili oder Pfefferminze in Deinen täglichen Speiseplan.

Stoffwechselerkrankungen erkennen

Ich komme noch einmal zurück auf Dein Blutbild. Es zeigt Dir nicht nur die Anzahl Deiner roten und weißen Blutkörperchen oder gibt Aufschluss über Deinen Hormonhaushalt. Dein Arzt kann aus Deinen Blutwerten auch mögliche Krankheitsbilder ablesen. Hast Du beispielsweise bereits vor einiger Zeit Deine Ernährung umgestellt, Deine Kalorienzufuhr gedrosselt, mit einem Sportprogramm begonnen – und noch immer nimmst Du nicht ab, kann dies ein Zeichen für eine Stoffwechselerkrankung sein: einer Unterfunktion Deiner Schilddrüse – die sogenannte Hypothyreose.

Es trifft vor allem Frauen: Im Laufe der Jahre und mit einer allgemeinen Veränderung ihres Hormonhaushalts im fortgeschrittenen Alter produzieren sie immer weniger Schilddrüsenhormone. Als Folge verlangsamt sich ihr Stoffwechsel und sinkt ihr Energiebedarf. Der Körper wandelt sämtliche Kalorien in Fett um.

Solltest Du nicht sicher sein, ob bei Dir eine Schilddrüsenunterfunktion vorliegt, können erste Anzeichen als Indizien dienen: Bist Du ständig müde? Nimmst Du am Bauch, Deinen Beinen und Deinem Gesäß zu, obgleich Du nicht mehr isst als gewöhnlich und Dich regelmäßig bewegst?

Trifft all dies zu und kennst Du Deine Schilddrüsenwerte (diese kannst Du auch über einen Online-Test auswerten lassen), kannst Du im Internet überprüfen, ob eine Schilddrüsenunterfunktion vorliegen könnte oder nicht. Ich spreche in der Mehrzahl – denn es sind drei Werte, die Du zur Bestimmung benötigst:

- **TSH:** Dein zentraler Schilddrüsenwert Thyreotropin wird in Deiner Hirnanhangdrüse produziert und von ihr in Dein Blut abgegeben. Sie regeln die Produktion Deiner Schilddrüsenhormone.

- **T3 und T4:** Die beiden Hormone Trijodthyronin und Tetrajodthyronin (oder auch Thyroxin) bildest Du in Deiner Schilddrüse selbst. Gemeinhin werden sie mit T3 und T4 abgekürzt und gelten als Deine peripheren Schilddrüsenwerte. Sie bilden sich in Abhängigkeit ihrer Jodversorgung. Ein Teil ist an unsere Bluteiweiße gebunden, die anderen gelten als „freie" T3- und T4-Hormone. Ihre Werte ermöglichen besonders exakte Anhaltspunkte für eine mögliche Schilddrüsenerkrankung.

Bei einer gesunden Schilddrüse eines erwachsenen Menschen gelten die folgenden Werte als Norm:

- TSH: 0,3-3,5 mU/l (Milli Units pro Liter)
- T3: 0,8-2,0 μg/dl (Mikrogramm pro Deziliter)
- fT3: 3,0-6,0 ng/dl (Nanogramm pro Deziliter)
- T4: 4,5-10,5 μg/dl (Mikrogramm pro Deziliter)
- fT4: 0,8-2,0 ng/dl (Nanogramm pro Deziliter)

Gibst Du alle drei Deiner Werte zusammen in einen dafür vorgesehenen Online-Rechner ein, sind folgende Ergebnisse denkbar:

Latente Unterfunktion der Schilddrüse: Hier liegen Deine T3- und T4-Werte im grünen Bereich, Dein TSH-Wert ist aber höher als er sein sollte.
Liegt er zwischen 3,5 und 10 mU/l, empfehlen Ärzte nur dann eine Einnahme von Arzneien, zeigt Du auch Symptome.
Ab einem Wert von 10 mU/l ist eine Schilddrüsenunterfunktion so gut wie sicher. In diesem Fall ist eine Behandlung mit Tabletten fast unumgänglich.

In jedem Fall hängt der angegebene Referenzbereich auch von Deinem Alter, Geschlecht, Gesundheitszustand und allgemeinen Lebensumständen ab. So soll der TSH-Wert nach neuesten Forschungen mit zunehmendem Alter auch bei gesunden Personen steigen und darf entsprechend ohne Bedenken etwas höher liegen. Auch sollen Tages- und Jahreszeit die Schilddrüsenwerte beeinflussen können, weshalb bei Grenzwerten von Experten in jedem Falle ein weiterer Test empfohlen wird. Auch ein Arztbesuch ist insofern immer empfehlenswert. Eine Ursache für überhöhte TSH-Werte können auch Nebenwirkungen starker Medikamente wie Psychopharmaka sein.

Zahlenangaben strittig: Hier habe ich Dir zwar die bislang allgemein anerkannten 3,5 als gerade noch im Rahmen liegenden Wert angegeben. Neueste Studien allerdings legen nahe, dass der Normbereich für TSH bereits ab 2,5 mE/l überschritten werden und eine Unterfunktion der Schilddrüse vorliegen könnte.

Primäre Unterfunktion der Schilddrüse: Dein TSH-Wert liegt im grünen Bereich, sind aber Deine T3/fT3 und Deine T4/fT4 zu niedrig.

Sekundäre Unterfunktion der Schilddrüse: Alle drei – also Deine TSH-, T3- und T4-Werte, liegen unter den angegebenen Normbereichen.

Neben allgemein niedrigeren TSH-Werten während einer Schwangerschaft können diese auch durch strenges Fasten oder eine einseitige Ernährung hervorgerufen werden. Ein weiterer Grund, Dich gesund zu ernähren und nicht zu übertreiben, möchtest Du Dein Bauchfett verbrennen. Schau in meinen Ernährungsplan für Dich: Damit kannst Du sicher sein, jeden Tag genug aller erforderlichen Nährstoffe zu Dir zu nehmen!

Bestätigt Dein Arzt dieses Krankheitsbild, ist eine Behandlung mit Tabletten die einzig mögliche Therapie. Auch eine Schilddrüsenüberfunktion ist ein mögliches Krankheitsbild. Träfe dieses auf Dich zu, hättest Du allerdings kein Problem mit Bauchfett, sondern im Gegenteil mit einer Gewichtszunahme. Denn bei einer sogenannten Hyperthyreose (Falls Du Dich wunderst, weil es so ähnlich klingt: die Unterfunktion ist eine Hypothyreose. Ein kleiner, aber gewaltiger Unterschied!(produziert Deine Schilddrüse zu viel Hormone, Dein Organismus nutzt sie für einen höheren Energieverbrauch – als Folge nimmst Du ab. Klingt erstmal verführerisch, ist es aber nicht. Denn Du verlierst nicht nur Gewicht, sondern bist permanent nervös und schläfst schlecht.

Stoffwechsel pushen mit Spinat, Schlaf und Sport

Auf eine Schilddrüsenüberfunktion zu setzen ist also keine gute Idee, möchtest Du endlich Dein lästiges Bauchfett loswerden. Glücklicherweise kannst Du sie Dir auch nicht herbeizaubern. Was Du allerdings beeinflussen kannst, ist Dein Stoffwechsel- eine weitere bedeutende Größe in unserem Vorhaben einer schlanken Taille …

2 x 3 = Metabolismus

Mit Sicherheit ist Dir der Begriff „Stoffwechsel" geläufig. Vielleicht kennst Du auch das lateinische Äquivalent „Metabolismus". Aber weißt Du auch genau, was Dein Stoffwechsel so alles kann? Mithilfe von Enzymen kümmert er sich um sämtliche chemischen Prozesse in Deinem Körper. Was Du mit Deiner Nahrung aufnimmst, zerlegt Dein Stoffwechsel in einzelne Bestandteile, die er im Anschluss wieder zusammensetzt. Nur in anderer Zusammenstellung, natürlich – sonst würde es ja keinen Sinn machen!

Entsprechend teilt sich Dein Metabolismus in Deinen Abbaustoffwechsel oder auch Katabolismus sowie Deinen Aufbaustoffwechsel, den sogenannten Anabolismus auf.

1. **Dein Katabolismus** fungiert ähnlich, wie es Dein Deutschlehrer in der Schule früher sicher auch von Dir verlangt hat: Er nimmt sich den Molekülen und chemisch komplexen Verbindungen aus Deinen Nahrungsstoffen an (das wäre in Deinem Fall einer der ellenlangen Sätze aus einem Thomas-Mann-Roman), zerlegt sie in ihre Einzelteile und wandelt sie zu einfachen Stoffen, die dennoch Energie liefern (Du hast in

Deinen eigenen Worten die Aussage des Thomas-Mann-Satzes erklärt und im Erfolgsfall eine gute Note erhalten – welche der Energiefreisetzung entspricht...). Gleichzeitig entledigt sich Dein Abbaustoffwechsel giftiger Stoffe. Überschüssige Energie speichert er sie in Deinen Fett- oder Muskelzellen.

2. **Dein Anabolismus** ist das Pendant und entsprechen Dein Aufbaustoffwechsel. Er baut aus den vielen einfachen Einzelteilen, die Dein Katabolismus hinterlassen hat, neue körpereigene Stoffe auf und repariert bzw. versorgt mit ihnen Deine Zellen (Du stellst Deine Interpretation des Thomas-Mann-Satzes in einen komplett neuen Zusammenhang, um Deine Lehrerin zu beeindrucken – was der Zellversorgung entspräche).

Es geht auch kürzer: Dein Stoffwechsel kümmert sich um die Verwertung eingenommener Lebensmittel.

Es geht noch länger: Dafür sind drei weitere Stoffwechsel zuständig:

1. **Dein Fettstoffwechsel** zerlegt Deine Nahrungsfette in Fettsäuren und Glyceride und transportiert diese zu Deiner Leber. Was er nicht für die Bildung von Hormonen und Botenstoffen benötigt, speichert er als Depotfett – und besonders gerne an Deinem Bauch.

2. **Dein Eiweißstoffwechsel** teilt Deine Nahrungseiweiße in ihre Bestandteile auf und leitet sie über Deine Blutbahn in Deine Zellen. Dort werden die Aminosäuren auf unterschiedliche Art weiterverwendet: zum Muskelaufbau, der Bildung von Hormonen und Enzymen oder der Gewinnung von Energie.

3. **Dein Kohlenhydratstoffwechsel** wandelt komplexe Kohlenhydrate aus Deiner Nahrung mit Unterstützung einzelner Enzymen in Glucose um. Auch diese kleinen Bestandteile werden über Deinen Blutkreislauf in Deine Zellen transportiert.

In diesem Zusammenhang lohnt ein kleiner Exkurs zu Deiner Leber: Sie springt ein, vernachlässigst Du bei Deiner Ernährung die Aufnahme von Kohlenhydraten. Denn Deine Leber ist in der Lage, nicht benötigte Glucose zu speichern und bedarfsgerecht in Mehrfachzucker umzuwandeln. Dieses sogenannte Glykogen zählt als Energievorrat für Deine Zellen. Der Nachteil: Wenn Du es bei Deiner Ernährung mit der Aufnahme von Kohlenhydraten übertriebst. Denn auch in diesem Fall wird Deine Leber tätig: Aus dem Glykogen formt sie Fett und speichert es in Deinem Fettgewebe. Mit der Folge des unerwünschten Rettungsringes um Deine Hüften …

Einheizen! Und nicht nur im Winter

Für Deinen gesamten Stoffwechsel gilt: Du kannst ihn antreiben. Und damit Deine Verdauung auf Hochtouren laufen und Kalorien purzeln lassen. Dafür hast Du drei Optionen – die Du für ein erfolgreiches Resultat unbedingt miteinander kombinieren solltest:

1. Spinat und Co. In anderen Worten: Lebensmittel

2. Schlaf. Idealerweise tief und ruhig – und genug

3. Sport. Von Ausdauer- bis Intervalltraining. Jede Bewegung hilft!

Eigentlich gibt es noch einen vierten Punkt: Deine Lebensweise. Je glücklicher und entspannter und vor allem stressfreier Du Deinen Alltag gestaltest, desto mehr profitieren auch Dein allgemeines Wohlbefinden und Deine Gesundheit.

Spinat und Co.:

Zu einer ausgewogenen, kalorienbewussten und gesunden Ernährung komme ich später noch in Ruhe – mit Tipps und Tricks, einem Ernährungsplan und den versprochenen 100 Rezepten. Vorab einige Lebensmittel, denen eine besonders anregende Wirkung auf Deinen Metabolismus zugeschrieben wird. Du kannst sie pur essen, aber natürlich auch kombinieren – mit anderen gesunden Speisen!

- **Obst und Gemüse**:
    - Blaubeeren
    - Zitronen
    - Blumenkohl
    - Grapefruit
    - Mandeln (Ja: Mandeln sind ein Steinobst, keine Nüsse!)
    - Apfel
    - Avocado
    - Kartoffeln
    - Erdbeeren
    - Tomaten
    - Brokkoli

- **Tierische Produkte:**
    - Fettiger Fisch
    - Wildlachs
    - Eier

- **Hülsenfrucht/Reis:**
    - Linsen

- o Bohnen
  - o Brauner Reis

- **Gewürze/Öle:**
  - o Chili
  - o Olivenöl
  - o Kokosöl
  - o Zimt

- **Getränke:**
  - o Wasser
  - o Grüner Tee

Vor allem bei Getränken solltest Du nicht nur darauf achten, unbedingt zuckerhaltige Limonaden oder Alkoholisches außen vorzulassen. Du solltest auch unbedingt genug trinken! Mindestens zwei Liter Wasser oder ungesüßter Tee pro Tag werden nicht nur als allgemeine Richtgröße von Gesundheitsbehörden und Ärzten empfohlen. Sie helfen Dir auch beim Abnehmen.

In diesem Zusammenhang ein kleiner Trick: Mag es auch keine kulinarische Köstlichkeit sein: Trinke vor jeder Mahlzeit ein Glas lauwarmes Wasser mit Zitrone. So fühlst Du Dich bereits gesättigter und isst entsprechen geringer Portionsmengen.

Schlaf – die perfekte Zeit zum Abnehmen?

Es klingt zu schön, um wahr zu sein: abnehmen im Schlaf. Und dabei ist etwas dran an der im wahrsten Sinne des Wortes Traumvorstellung! Denn Du magst schlafen – doch Dein Körper läuft auf Hochtouren: Deine Gewebe- und Zellerneuerung steht auf dem Programm. Dafür benötigt er Dein Wachstumshormon Somatropin, auch bekannt als „hGH" (human Growth Hormone). Und um es bilden zu können, Energie und Proteine. Die holt er sich aus Deinen Fettzellen! Das Ganze funktioniert aber nur unter einer Voraussetzung: Dein Insulinspiegel muss niedrig sein. Insulin war das Hormon, das so gerne Dein Fett speichert …

Ein wenig Zusatzwissen am Rande: Dein Wachstumshormon hGH ist zwar wirklich das, welches Dich in Deiner Kindheit hat wachsen lassen. Doch an Deiner Körpergröße ändert das Peptidhormon inzwischen nichts mehr. Du wachst also nicht größer auf, nur mit mehr Muskeln, solltest Du diese am Tag zuvor beansprucht haben (Die Einnahme des Hormons steht daher auf der Dopingliste der WADA – World-Anti-Doping-Agency).

Das heißt also: Bevor Du einschläfst, musst Du alles so vorbereiten, wie es Dein Körper gerne hätte: viel hGH und wenig Insulin. Wir Du das hinbekommst? Indem Du abends auf Proteine setzt! Ob Du wie von der niederländischen Universität Maastricht empfohlen auf ein Casein-Shake setzt oder Dir vor dem Schlafengehen Magerquark oder Eier gönnst und damit den Rat von Wissenschaftlern der Florida State University befolgst: Nimmst Du spätestens 90 Minuten vor Deinem Bettbesuch einen Eiweiß-Snack zu Dir, läuft Dein Stoffwechsel über Nacht besonders schnell. Beachte aber, dass er nicht viel mehr als rund 150 Kalorien enthalten sollte. Nach einem Riesenabendessen ist Dein Körper ansonsten bis in die Morgenstunden mit der Verdauung Deiner Nahrung beschäftigt und kann sich nicht dem Fettverbrennen widmen.

Die Abnehmen-im-Schlaf-Diät

Möchtest Du das Ganze professioneller angehen, kannst Du auch dem Diät-Plan von Dr. Detlef Pape folgen. Auch der Arzt der Inneren Medizin sieht den Zeitpunkt der Aufnahme von Eiweißen und Kohlenhydraten über die Nahrung als entscheidenden Faktor im Kontext einer Gewichtsabnahme an. Unter Berücksichtigung Deines Biorhythmus und Insulinspiegels folgst Du bei seiner Diät einer Trennkost zur Ankurbelung der Fettverbrennung im Schlaf. In Kurzform solltest Du Kohlenhydrate möglichst morgens zu Dir nehmen und im Laufe des Tages die Umstellung zu einem eiweißreichen Abendessen vornehmen.

Umstritten ist, ob Du vor dem Zubettgehen Dein Sportprogramm durchführen oder dieses auch lieber auf den Tagesbeginn verlegen solltest.
Hier stehen sich zwei Meinungen gegenüber:
Setze auf Frühsport! Zu diesem Zeitpunkt sind Deine Kohlenhydratspeicher fast leer und Du verbrennst in erster Linie Fettreserven
Geh nach der Arbeit trainieren! Von 16 bis 19 Uhr soll besonders viel Kraft und Ausdauer in Dir stecken. Zudem bist Du schon den ganzen Tag herumgerannt und hast Deine Muskeln aufgewärmt.

Mein Tipp: Schau, wie Du Dich fühlst und es in Dein Tagesprogramm passt. Du kannst ja die Zeiten auch variieren! Beobachte Dich selbst und finde heraus, was Dir guttut. Hauptsache, Du tust etwas!

Sport – vom Treppensteigen bis HIIT

Egal wann – und fast egal, was: Sport hilft Dir nicht nur beim Abnehmen. Regelmäßige Bewegung ist sogar unerlässlich, möchtest Du Deinem Bauchfett den Kampf ansagen. Abhängig von Deinem Fitnesslevel, kannst Du bereits mit einem schnellen Spaziergang oder Treppensteigen Kalorien verbrennen. Höre auf Deinen Körper – aber pushe Dich ruhig etwas. Bleibst Du die ganze Zeit in Deiner

Komfortzone, wirst Du weniger erreichen, als wenn Dir Dein Herz ab und zu bis zum Hals schlägt. Als Norm versuche, viermal in der Woche sportliche Aktivitäten in Deinen Tagesplan einzubauen und die Intensität nach und nach zu steigern.

Aber es geht ja nicht nur um Sport im Allgemeinen – sondern darum, ob Du mit bestimmten Sportarten gezielt Dein Körperfett am Bauch reduzieren kannst. Effektiv – und grundsätzlich immer zu empfehlen – ist eine Kombination aus Ausdauersport und Kraftübungen.

- **Ausdauertraining**
  Sobald Du beim Joggen einige Hunderte Kalorien verbrennst, wirst Du automatisch auch Bauchfett verlieren. Auf sie greift Dein Körper für zusätzliche Energiereserven zurück.

- **HIIT-Programm**
  Es geht noch schneller, aber auch anstrengender: Mit einem hochintensiven Intervalltraining bringst Du Deinen Stoffwechsel so richtig auf Trab. Die speziellen Workouts bestehen aus abwechselnden Phasen der absoluten Verausgabung und kurzen Pausen. Hier kannst Du auf der Stelle sprinten, mit dem Springseil springen oder Froschsprünge machen. Länger als 20 Minuten musst Du das Programm nicht durchziehen. Es hilf allerdings nur dann, wenn Du in den aktiven Phasen alles gibst. Für Einsteiger ist es weniger geeignet.

- **Muskelaufbau**
  Und auch gar nicht nötig. Um Fett am Bauch zu verbrennen, kannst Du Dich auch für ein Muskelaufbautraining mit Deinem eigenen Körpergewicht entscheiden. Muskeln gelten als der natürliche Gegenspieler von Fett: Mit jedem Kilogramm Muskeln, das Du Dir zulegst, steigerst Du Deinen täglichen Energieverbrauch um rund 100 Kalorien.

- **Übungen für die Bauchpartie**
  Leider haben wir ja schon von wissenschaftlichen Erkenntnissen gehört, nach denen selbst gezielte Bauchmuskelübungen nicht alleine Dein Bauchfett zum Schmelzen bringen. Dennoch heißt dies im Umkehrschluss nicht, dass sie nicht auch zu einer Reduzierung des dort sitzenden Fettgewebes beitragen. Unter anderem solltest Du hier unbedingt auf die Klassiker setzen:

  - **Sit-ups**: Lege Dich auf den Rücken, stelle Deine Füße auf den Boden und berühre mit Deinen Fingerspitzen Deine Schläfen. Hebe nun Deinen Oberkörper vom Boden ab und atme dabei aus. Beim

Zurücklegen in die Ausgangsposition atmest Du ein. Wiederhole die Übung insgesamt 20 Mal mit einer kurzen Pause nach der Hälfte.

- o **Bicycle Crunch**: Auch hier liegst Du auf dem Rücken und hebst Kopf und Schultern an. Dieses Mal kommen aber auch Deine Beine mit ins Spiel: Führe abwechselnd Deinen linken Ellenbogen zum rechten und den rechten Ellenbogen zum linken Knie. Du siehst ein wenig so aus wie ein Käfer, der auf dem Rücken liegt und mit seinen Beinen strampelt. Aber das ist unerheblich: Diese Übung ist unglaublich effektiv! Variiere ab und an die Geschwindigkeit. Versuche, zwei Sets von jeweils 15 Sekunden durchzuhalten.

- o **Plank**: Stelle Deine Hände und Deine Füße auf dem Boden ab, sodass Du Dich in einer Brückenstellung befindest. Deine Arme befinden gerade unter Deinen Schultern. Halte während der gesamten Übung Deine Bauchspannung und Deinen Körper in einer Linie. Halte die Position je nach Deinem Fitnesslevel für mindestens 30 Sekunden.

- o **Push-ups**: Gehe in die Plank-Stellung. Beuge Deine Arme mit den Ellenbogen nach außen und führe Deinen gesamten Körper bis fast zum Boden. Halte ihn dabei gerade – gehe weder ins Hohlkreuz, noch strecke Dein Gesäß nach oben. Drücke Dich von unten wieder in die Plank-Position. Versuche, von dieser Übung zweimal acht Durchgänge zu schaffen.

Ich komme noch einmal auf Proteinshakes zurück – nicht nur mit Wasser vermischtes Casein-Pulver bei der Schlafdiät ist hilfreich auf dem Weg zu Deinem Ziel. Trinkst Du ein Eiweißshake innerhalb von 30 Minuten nach Deinem Training, stärkst Du Deine Muskelfasern und beschleunigst ihre Reparatur. So wird auch Deine Bauchpartie straffer und schön geformt. Die gute Nachricht: es gibt so viele verschiedene Geschmacksrichtungen, dass hundertprozentig auch etwas für Dich dabei ist!

Wie schnell schlägt Dein Herz?
Es gibt viele Gründe, die Dein Herz schneller schlagen lassen. Der schönste: Glücklich verleibt zu sein. Weniger angenehm: Angst zu haben. Unbedingt erforderlich auf dem Weg, Bauchfett zu verlieren: beim Sport.
Profis trainieren in der Regel unter Berücksichtigung ihrer jeweiligen Herzfrequenz. Bei gesunden Freizeitsportlern ist dies normalerweise nicht nötig. Allerdings hat der Ansturm auf Fitnesstracker wie Armbanduhren und -bänder dazu beigetragen, dass auch immer mehr Hobby-Sportler neben vielen anderen Werten wie einem Kalorienverbrauch oder der täglichen Schrittanzahl ihren Puls messen.

Bist auch Du daran interessiert, hier einige Hinweise zu den möglichen Herzfrequenz-Zonen:

Als grobe Faustformel gilt: Ziehe für Deine Maximalbelastung Dein Lebensalter in Jahren von der Zahl 220 ab.

Von diesem Wert ausgehend, kannst Du weitere Berechnungen anstellen:

- Mit einem Trainingspuls von 50 bis 60 Prozent der Maximalfrequenz bleibst Du in der sogenannten Einstiegs- oder auch Gesundheitszone. Deine Fettverbrennung liegt bei 60 bis 70 Prozent, zur Bereitstellung der benötigten Energie greifst Du auf Deine Fettsäuren zurück. Eine schnelle Gewichtsabnahme bleibt aus.

- Mit einem Pulsbereich von 60 bis 75 Prozent Deiner maximalen Herzfrequenz bewegst Du Dich in einem von Experten empfohlenen Bereich zum Abnehmen (sollte Dir Prozentrechnung nicht liegen, nimm die Faustformel und ziehe hier Dein Lebensalter in Jahren von der Zahl 180 ab). In diesem Zustand kannst Du noch ruhig atmen und während des Joggens oder Fahrradfahrens eine Unterhaltung führen. Trotzdem merkst Du, dass Du Dich anstrengst.

- Wir kommen zur aeroben Zone zwischen 70 und 80 Prozent Deines maximalen Pulswertes. Hältst Du hier durch, steigerst Du Deine Fitness und Ausdauer deutlich und stärkst gleichzeitig Dein Herz-Kreislaufsystem. Auch Deinem Bauchfett rückst Du zu Leibe. Unterhalten wird in diesem Zustand anstrengend …

- Alles darüber ist sogar für Profisportler anstrengend. Mit einem Training im sogenannten anaeroben Bereich verschiebst Du die Schwelle zwischen aerob und anaerob nach oben und wirst immer fitter. Du verausgabst Dich hierbei allerdings völlig – ein tolles Gefühl, doch schwer zu erreichen, noch schwieriger durchzuhalten – und in erster Linie verbrennst Du Kohlenhydrate und erst im Anschluss Fett.

Fazit: Trainiere in einem Bereich zwischen 60 und 80 Prozent, um Deinem Bauchfett zu Leibe zu rücken. Aber baue in Deinen langfristigen Sportplan Variationen ein! Mal eine Stunde langsam joggen, beim nächsten Workout schnelles HIIT-Training und ab und zu Kraftübungen. Eine Mischung ist die perfekte Art, Bauchfett zu verlieren!

Keine Diät ist so gut wie eine gesunde Ernährung

Wer trainiert, darf auch essen. Allerdings nicht alles. Wir haben ja schon einen flüchtigen Blick auf einige Lebensmittel und Getränke geworfen, die als natürliche Fettverbrenner Deinem Stoffwechsel einheizen. Jetzt vertiefen wir diesen Blick ein wenig und schauen, weshalb einige Lebensmittel so unglaublich gute Fettverbrenner sind.

Greife zu! Natürliche Fettverbrenner unter der Lupe

- **Grapefruit** punktet mit gleich mehreren Eigenschaften: Sie enthält kaum Kalorien, kein Fett – aber sättigt. Denn ihr Bitterstoff Naringin regt die Produktion Deines Magensaftes an und damit Deine Fettverdauung, während der Dein Hungergefühl normalerweise nachlässt. Daneben wirkt Narigin ausgleichend auf Deinen Blutzucker- und Cholesterinspiegel.

- Auch mit **Ingwer** werden Dein Metabolismus und Deine Verdauung gefördert. Daneben heizt die Schärfe der Knolle Deinem Körper ein. Als Folge verbrennst Du automatisch mehr Fett. Ein willkommener Nebeneffekt des Inhaltsstoffes Oleoresin: Du hast weniger Hunger.

- Sogar **Schokolade** kann Deine Fettverbrennung pushen- vorausgesetzt, sie hat einen Kakaoanteil von mindestens 75 Prozent. Gegenüber Vollmilchschokolade hat sie weniger Zucker, dafür mehr Ballaststoffe. Jetzt solltest Du sie nicht gleich zum Hauptbestandteil Deines neuen Ernährungsplanes erklären. Aber ab und zu ein Stück **genießen** hat erwiesenermaßen einen unterstützenden Effekt auf Deine Fettverbrennung.

- Trotz oder gerade aufgrund ihres hohen Fettgehaltes sind **Mandeln** Deine Verbündeten im Kampf gegen Dein Bauchfett. Denn nicht nur sättigen sie Dich, sie stecken auch voller Eiweiß und beugen Heißhungerattacken vor. Und als angenehmen Nebeneffekt versorgst Du Deine Muskeln mit Magnesium und Eisen.

- Auch **Avocados** sind bekannt für ihren hohen Fettgehalt. Doch einerseits handelt es sich um die gesunden, ungesättigten Fettsäuren. Gleichzeitig nimmst Du mit der grünen Frucht ein Enzym namens Lipase mit auf. Dieses verhindert das Speichern des eigenen Avocado-Fettes und fördert den Abbau weiteren Fettes im Körper.

- **Grünen Tee** kannst Du immer trinken, denn Du kannst ihn heiß und kalt genießen. In beiden Fällen kurbeln das enthaltene Koffein sowie die Bitterstoffe Deine Verdauung und tragen dazu bei, Dein Körperfett zu reduzieren.

- **Linsen und Bohnen** sind besonders eiweißhaltig und stecken voller gesunder Kohlenhydrate und Ballaststoffe. Dadurch sättigen sie Dich schnell und lange und sollen sogar gezielt Deinem Bauchfett zu Leibe rücken.

- **Chili** erhält seine Schärfe von Capsaicin. Der Inhaltsstoff der scharfen Schote ruft durch ausgewählte Rezeptoren in Deinem Körper einen Hitzereiz hervor, der wiederum – wie Oleoresin bei der Ingwerknolle – Deine Fettverbrennung anregt.

- Die in **Zimt** enthaltenen sekundären Pflanzen- und Ballaststoffe regulieren Deinen Blutzuckerspiegel und tragen nach einem Workout zur Regeneration Deiner beanspruchten Muskulatur bei.

Halt ein! Hierum solltest Du einen Bogen machen

Weißbrot, Pasta geschälten Reis solltest Du Dir nur gönnen, bist Du mittlerweile unter die Spitzensportler gegangen. Denn solange die in den genannten Lebensmitteln enthaltenen Kohlenhydrate zur Energiegewinnung genutzt werden, schaden sie Dir nicht. Benötigst Du sie aber gerade nicht für anstrengende Aktivitäten, wandelt sie Dein Körper in Fett um. Und Du darfst raten, wo am liebsten … genau: an der Bauchregion.

Süßigkeiten und Chips gehören nicht unbedingt zum Fernsehabend oder der Geburtstagsparty. Es gibt so viele Möglichkeiten, Deinen Gästen und natürlich auch Dir selbst gesunde Snacks zu bieten (hol Dir bei meinen Rezepten ein paar Inspirationen!), die weder Deinen Blutzuckerspiegel in die Höhe schnellen lassen, noch voller Kalorien stecken.

Eine Falle stellen Dir **Limonaden oder Säfte** – denn sie sind ebenso süß wie Schokoladen-Muffins und Co. Nur, dass man es ihnen nicht gleich ansieht. Und satt machen sie Dich noch weniger: Gründe genug, zuckerhaltige Getränke zu meiden! Ein weiteres Getränk, das Du möglichst komplett von Deiner Einkaufsliste streichen solltest: **Alkohol**. Denn auch von Wein über Bier und Cocktails bis hin zu hochprozentigen Spirituosen enthalten alkoholische Getränke einen hohen Zuckeranteil, der sich am Ende als Bauchfett bei Dir einlagert. Nicht zu sprechen von den Kalorien, die Du über die Pommes zu Dir nimmst, auf die Du wegen Deiner Heißhungerattacken nicht verzichten kannst… Geht es nicht ganz ohne Alkohol, mische Wein zu einer Schorle oder trinke viel Wasser zum Whiskey.

Tipp: Für einen flachen Bauch solltest Du auch auf Kohlensäure verzichten. Steckt diese in Wasser, nimmst Du damit natürlich keine Kalorien zu Dir, dafür aber viele Mineralien. Kohlensäure hat allerdings den unschönen Nebeneffekt, dass sie Deinen Bauch aufbläht. Stört Dich das nicht, dann greife zu bei kohlensäurehaltigem Mineralwasser. Denn viel trinken solltest Du unbedingt, möchtest Du Deine Verdauung in Schwung bringen!

Leicht abnehmen mit Light-Produkten?

Du findest sie in jedem Supermarktregal neben den Ursprungsprodukten: Waren, die als „Light"- oder „Leicht"-Versionen gekennzeichnet sind. Das heißt zunächst rein objektiv, dass sie weniger Fett, Zucker und/oder Kalorien als das Original enthalten.

Gesetzlich ist in Deutschland hier ein 30-prozentiger Anteil vorgeschrieben, um den die Lebensmittel weniger von einem Nähstoffbereich aufweisen dürfen, der „der Figur abträglich" sei. Weitere Details zu der verabschiedeten Vorschrift fehlen – und damit eine Einheitlichkeit, nach der sich die Hersteller richten müssen. So muss ein Light-Produkt nicht automatisch ein Kalorienwunder sein – schau also immer noch einmal genau auf die Zutatenliste und Nährwertangaben, bevor Du eines in Deinen Einkaufswagen legst.

Ein Beispiel: Als „fettfrei" oder „ohne Fett" sowie „zuckerfrei" oder „ohne Zucker" gekennzeichnete Lebensmittel dürfen einen Fett-/Zuckeranteil von bis zu 0,5 Prozent pro 100 Gramm bzw. 100 Milliliter enthalten.
Wird ein Getränk ohne Zuckerzusatz angeboten, gilt dies nur für zusätzlich hinzugefügten Zucker. Es kann aus jeder beliebigen Menge Naturzucker bestehen.

Nicht jedes Extra hat das gewisse Extra

Wo an herkömmlichem Fett oder Zucker gespart wird, muss etwas anderes zugesetzt werden, soll der Geschmack des Light-Produktes dem Original ähneln. Folgende Alternativen stecken in Light-Angeboten:
Süßstoff wie zum Beispiel Aspartam. Der Vorteil: Er ist weniger kalorienreich als raffinierter Zucker. Der Nachteil: Deine Bauchspeicheldrüse denkt, es sei Zucker und schüttet trotzdem Insulin aus. Süßstoffe sind also Appetitanreger. Abgesehen davon haben sie keine gesundheitsschädlichen Auswirkungen.

Geschmacksverstärker wie zum Beispiel Glutamat. Nach neuesten Studien soll es sogar eine Gewichtszunahme fördern. Glutamat erzeugt auch Nebenwirkungen wie Übelkeit oder Hautausschlag.

Auch chemischen Zusatzstoffe wie Konservierungsstoffe und Stabilisatoren, Emulgatoren und sogar Aromen gelten als ungesund und sollten gemieden werden.

Nun gut – einen Schritt zurück gehe ich dennoch. Nicht alles, was als „light" oder „leicht" gekennzeichnet ist, ist schlecht für Dich. Immerhin enthalten sie ja wirklich weniger Zucker oder Fett als das Originalprodukt und können so zu Deiner Gewichtsabnahme beitragen. Du musst nur unbedingt eines beachten: Ohne eine Ernährungsumstellung helfen Dir auch die besten Light-Produkte nicht. Also beruhig nicht Dein schlechtes Gewissen mit einer Light-Cola und gönne Dir dazu eine Pizza mit Extra-Käse. So wirst Du Deinen Bauchumfang nicht ändern!

Was sagen Studien?

Wer denkt, dass er Light-Produkte ohne Limit zu sich nehmen kann, nimmt in diesem Fall gleichzeitig auch an Gewicht zu. Und diese wiederum birgt gesundheitliche Risiken wie Bluthochdruck, Diabetes, Herz-Kreislauf-Probleme oder Schlaganfälle. Auch von Erkrankungen an Niere und Leber sowie Gelenkbeschwerden wurde berichtet.

Eine Langzeitstudie der Weltgesundheitsorganisation kommt zu dem Schluss, dass durch Light-Getränke das Risiko von Herz-Kreislauf-Erkrankungen steigt. Resultate einer Forschung zu Zusammenhang zwischen Süßstoffen und einem Nierenleiden stehen noch aus.

Als relativ gesichert gilt, dass Süßstoffe das Risiko von Diabetes fördern. Durch sie steigt die Anzahl Deiner Bakterien in der Darmflora – Du bildest kurzkettige Fettsäuren und nimmst an Gewicht zu.

Ich halte fest: Nicht alle Light-Produkte sind schädlich. Lies aber genau, was hinter dem verführerischen Aufdruck steckt. Grundsätzlich gilt: Kaufe so oft wie möglich frisch ein und bereite Deine Speisen selbst zu. So weißt Du nicht nur, was in ihnen steckt, sondern auch, dass es schmeckt!

Bauchfett: Folgen erkennen, Anteil messen, Ernährung umstellen

Was ist die Folge von zu viel Bauchfett?

Wie ist es bei Dir – möchtest Du Bauchfett loswerden, weil Du Dich einfach nicht wohlfühlst und ein wenig schlanker sein möchtest? Oder hast Du auch von den möglichen Folgekrankheiten gehört, die zu viel Fettgewebe rund um Deine Taille mit sich bringt? Mit zu viel Bauchfett musst Du natürlich nicht gleich krankhaft übergewichtig sein – die Stufen der medizinischen Einteilungen betrachten wir gleich noch. Doch Fakt ist, dass zu viel Gewicht gemessen an der Körpergröße Einfluss auf die reibungslose Funktionalität Deines Körpers hat. Im Folgenden einige Beispiele:

Bauchfett erhöht das Risiko von Diabetes Typ 2: Mit zunehmendem Fett an Deinem Bauch fällt der Spiegel Deines Gewebshormons Adiponektin. Hält der Zustand an, kann er zu einer Insulin-Resistenz führen; Dein Blutzuckerspiegel steigt – und mit ihm die Gefahr, an Diabetes mellitus zu erkranken.

Auch Dein Cholesterinspiegel steigt mit zunehmendem Bauchfett, Dein Fettstoffwechsel arbeitet nur noch eingeschränkt, die Wahrscheinlichkeit der Bildung einer Fettleber ist groß.

Ist es einmal so weit, liegt bei Dir eine Kombination aus Übergewicht, ständig erhöhtem Blutzuckerspiegel und schlechten Blutfettwerten vor, die zu Bluthochdruck und einer Arterienverkalkung (Arteriosklerose) führen kann.

Apropos Verkalkung: Auch Thrombosen und Embolien können entstehen. Denn je mehr Bauchfett Du ansammelst, desto mehr spezifische Proteine halten einen reibungslosen Blutfluss auf. Sie verstopfen Deine Gefäße und tragen im schlimmsten Fall zu Blutgerinnseln bei, die bei Erreichen Deines Herzens fatale Folgen haben können.

Schließlich schlägt sich Übergewicht auf Dein komplettes Herz-Kreislauf-System nieder. Du leidest an Kurzatmigkeit – schon einige Treppenstufen machen Dir zu schaffen, entzündliche Prozesse können zu asthmatische Beschwerden führen.

Wann hilft auch eine gesunde Ernährung nicht?

Im Prinzip muss ich die Überschrift wieder zurücknehmen. Denn natürlich hilft eine gesunde Ernährung immer. Schon alleine, weil Du Dich besser fühlst und keine weiteren Nährstoffe zu Dir nehmen musst. Doch lass sie mich differenzieren: Einige Krankheiten stellen Dir ein Bein auf dem Weg, Bauchfett zu verlieren – alle Liebesmüh, das Bauchfett schwinden zu sehen, ist hier vergeblich. Auf die Schilddrüsenunterfunktion haben wir ja schon einen Blick geworfen und festgestellt, dass einzig eine Tablettenbehandlung zur Heilung eingesetzt werden kann. Zwei weitere Krankheiten finden sich in einem

1. **Lipödem**: Ein Lipödem ist eine krankhafte Fettansammlung, gegen die keine Diät hilft. Allerdings ist hier nicht Deine Bauchpartie betroffen, sondern in erster Linie Arme und Beine.

2. **Cushing Syndrom**: Hier ist die Konzentration der Hormone in Deiner Nebennierenrinde erhöht – beispielsweise des Dir inzwischen bekannten Kortisols. Bist Du von einem Cushing Syndrom betroffen, hast Du häufig ein hast Du einen gesteigerten Appetit und wirst auch mit einer Diät Deine überflüssigen Pfunde nicht los. Typische Symptome Zeichen sich mit einer Fettzunahme am Rumpf, Nacken und im Gesicht.

Maßband, BMI und WHtR

Du weißt, dass Du eher eine Rolle zu viel hast um Deinen Bauch – aber bist Dir nicht sicher, wo Du Dich auf der Skala zur Bewertung Deines Körpergewichts in Bezug auf Deine Körpergröße befindest? Oder möchtest einfach nur wissen, wie weit Du von Marilyn Monroes 90-60-90-Maßen entfernt bist (keine Sorge – eine Wespentaille muss wahrlich nicht Dein Ziel sein!)? Dann kannst Du zu verschiedenen Optionen greifen.

Nummer 1: Das Zentimetermaß

Die einfachste: Schnapp Dir ein Maßband.

Lege es in Höhe Deines Bauchnabels einmal rund um Deinen Körper. Ziehe es nicht zu straff, lass es aber auch nicht locker.

Nun einfach ablesen! Als Richtwerte gilt bei Frauen ein Bauchumfang von ca. 80 Zentimeter als normalgewichtig, bei Männern um 94 Zentimeter. Der Verdacht auf ungesund viel Bauchfettanteil beginnt entsprechend bei mehr als 88 bzw. 102 Zentimetern.

Du siehst: Es ist wahrlich nur annähernd. Vor allem, weil bei dieser Messmethode Deine Körpergröße nicht berücksichtigt wird.

Nummer 2: Der Body-Maß-Index

Werfen wir also einen Blick auf die zweite Möglichkeit: Deinen Body-Mass-Index (BMI). Es galt lange als das Non-Plus-Ultra in der Beurteilung des Körpergewichtes. Zur Berechnung nimmst Du Dein

Körpergewicht in Kilogramm und teilst es durch das Quadrat Deiner Körpergröße in Meter. Ich gebe Dir ein Beispiel: Du wiegst 80 Kilogramm und bist 1,85 Meter groß.

- Multipliziere 1,85 mit 1,85 (ergibt 3,42)
- Teile 80 durch das Ergebnis (3,42).
- Dein BMI beträgt 23.

Damit fällst Du nach der folgenden Einteilung unter die Kategorie der Normalgewichtigen:

- BMI unter 18,5: Untergewicht
- BMI 18,6-24,9: Normalgewicht
- BMI 25-29,9: Übergewicht
- BMI 20-34,9: Adipositas (Fettleibigkeit) erstes Stadium
- BMI 35-39,9: Adipositas zweiter Grad
- BMI ab 40: Adipositas 3. Grad

Der Vorwurf an die Aussagekraft des Body-Mass-Index bezieht sich auf die fehlende Art der Fettverteilung. So ist es möglich, dass eine besonders muskulöse Person ohne jeden Fettanteil als übergewichtig eingestuft wird.

Nummer 3: die Waist-to-Height-Ratio
Sind also aller guten Dinge drei? Mit der Kalkulation Deiner Waist-to-Height-Ratio (WtHR) setzt Du Deinen Bauchumfang ins Verhältnis zu Deiner Körpergröße. Dafür musst Du Deinen Bauchumfang (hier kommt wieder das Maßband ins Spiel!) durch Deine Körpergröße in Zentimetern teilen.
Beispiel: Dein Bauchumfang liegt bei 85 cm, Du bist 170 Zentimeter groß. 85:170=0,5. Na – das hast Du ja gerade mal so geschafft! Denn sobald der errechnete Wert 0,5 übersteigt, giltst Du nach der WtHR als übergewichtig.

Grund- und Leistungsumsatz berechnen
Gleich ersiehst Du Deinen 4-Wochen Plan und danach 100 Rezepte, aus denen Du Dir Deine täglichen Speisen selbst zusammenstellen kannst. Damit Du weißt, wie viele Kalorien Du am Ende zusammenstellen kannst, überlege Dir, was Du möchtest – und berechne zuvor Deinen Grund-, Leistungsumsatz und durchschnittlichen Kalorienbedarf.
Der Grundumsatz ist das, was Du an Energie verbrauchst, obwohl Du Dich nicht bewegst.
Dein Leistungsumsatz gibt an, welche Energie Du für Deine täglichen Aktivitäten aufbringst – wenn Du Dich also bewegst.
Dein Gesamtkalorienverbrauch ist die Summe der beiden Ergebnisse.

Berechnung des Grundumsatzes:
Frauen: 1 kcal x Körpergewicht (in KG) x 24
Männer: 1,1 kcal x Körpergewicht (in KG) x 24
Beispiel für eine 70 kg schwere Frau: 1 x 70 x 24 = 1680 kcal
Beispiel für einen 70 kg schweren Mann: 1,1 x 70 x 24 = 1848 kcal

Wir sind noch nicht ganz am Ende: Um Deinen individuellen Ernährungsplan aufzustellen, benötigst Du Deinen sogenannten PAL-Wert (Physical Activity Level). Es handelt sich hierbei stets um eine grobe Einschätzung, weshalb der Wert ungenauer ist als der zu Deinem Grundumsatz.

Welcher PAL-Wert auf Dich zutrifft, erkennst Du anhand der Tabelle. Dein Tag besteht
- ausschließlich aus Sitzen oder Liegen: (Bist Du beispielsweise krank): 1,2
- überwiegend in einer sitzenden Lebensweise (Mit einem Büroalltag, der Dir keine Zeit zur Bewegungen lässt): 1,4-1,5

- hauptsächlich aus Sitzen, doch ab und zu hast Du Zeit für Sport (Du studierst fleißig): 1,6-1,7
- aus überwiegend gehender oder stehender Tätigkeit (Du kellnerst): 1,8-1,9
- aus fast ausschließlich körperlich anstrengenden Tätigkeiten (Du bist Bauarbeiter): 2,0-2,4

Hast Du also einen Grundumsatz von 1.750 Kalorien und bist Student, multiplizierst Du ihn mit 1,6 und erhältst einen täglichen Kalorienbedarf von 2.800 Kalorien. Von diesen musst Du für Deinen Leistungsumsatz den Grundumsatz wieder abziehen: 2.800 minus 1.750 ergibt 1050 Kalorien.

Überlege Dir zur Berechnung Deiner täglichen Zielkalorien, was Du möchtest:
- Etwas Bauchfett soll schinden, aber so schlimm ist es gar nicht? Reduziere Deinen Tages-Kalorienbedarf um zehn Prozent
- Du weißt, Du schaffst es? Und es darf ruhig etwas schneller gehen? Reduziere Deinen Tages-Kalorienbedarf um 20 Prozent

Bei all dem gilt: Auf 50 Kalorien am Tag kommt es nicht an!
Mach dich nicht verrückt, es sind Richtwerte. Und bist Du auf einer Hochzeit eingeladen oder steht Weihnachten vor der Tür, darfst Du auch mal alle fünfe gerade sein lassen.

Zum Durchhalten habe ich dennoch drei Tipps für Dich:
1. Dein Gehirn reagiert auf Farben. Rot zum Beispiel erinnert an Gefahr, Blau zumeist an ungenießbare Lebensmittel: Isst Du also von rot-blauen Tellern, isst Du automatisch weniger! Auf dunklem Geschirr wirken Portionen grundsätzlich größer. Und das Auge isst ja mit!

Gehe niemals hungrig einkaufen und nie ohne Liste – an die Du Dich bitte auch hältst! Nur so vermeidest Du, dass lauter zwar leckere, aber unnötige und im Zweifel ungesunde Dinge in Deinem Einkaufskorb landen. Geld sparst Du damit auch noch …

Iss nur, wenn Du wirklich Hunger hast! Oft nehmen wir aus gesellschaftlichen Gründen etwas zu uns: Deine Oma hat einen Kuchen gebacken oder das Geschäftsessen steht auf dem Programm. Es ist möglich, höflich abzulehnen, ohne die Gastgeber zu brüskieren.

Es ist so weit: Hier ist Dein 4-Wochen-Plan

Eine letzte Bemerkung vorab: Der Plan soll Dir als Gerüst für eine ausgewogene Ernährung dienen, soll aber mit einer täglichen Kilokalorienanzahl von 1000-1500 nicht das letzte Wort sprechen. Denn Du entscheidest nach der Berechnung Deines Gesamt- und Leistungsumsatzes und ganz individuell darüber, wie viele Kalorien Du in der nächsten Zeit maximal pro Tag aufnehmen möchtest. Fühle Dich also frei in der Entscheidung, die Portionen zu vergrößern oder einen Snack zu addieren. Ich wünsche Dir gutes Gelingen und guten Appetit!

1. Woche
Montag

Mahlzeit	Gericht
Frühstück	Vollkornbrot mit Mandelmus und Avocado
Mittagessen	Quinoa-Salat mit Pistazien
Abendessen	Paprikapfanne mit Tomaten
Snack	2 Äpfel
Kalorien gesamt	1135 kcal

Dienstag

Mahlzeit	Gericht
Frühstück	Heidelbeeren-Cornflakes
Mittagessen	Ramen mit Hähnchen
Suppe	Schnelle Kürbissuppe
Snack	1 Milchkaffee
Kalorien gesamt	1360 kcal

Mittwoch

Mahlzeit	Gericht
Frühstück	Gemüsepfanne mit Zucchini und Ei
Mittagessen	Feuriges Herbstcurry mit Kürbis
Suppe	Reisnudelsuppe mit Koriander und Mini-Mais
Snack	Ingwer-Drink mit Blutorange
Kalorien gesamt	1268 kcal

Donnerstag

Mahlzeit	Gericht
Frühstück	Knäckebrot mit Möhren
Mittagessen	Tagliatelle mit Spargel und Minze
Suppe	Avocado-Koriander-Suppe
Snack	Garnelen-Frucht-Spieße
Kalorien gesamt	1236 kcal

Freitag

Mahlzeit	Gericht
Frühstück	Sojaquark mit Haferflocken
Mittagessen	Frikadelle mit Remoulade
Suppe	Maissuppe mit Avocado
Snack	2 Scheiben Harzer Käse
Kalorien gesamt	1394 kcal

Sonnabend

Mahlzeit	Gericht
Frühstück	Fruchtig gefüllte Avocado
Mittagessen	Chili mit roter Bete
Abendessen	Rotkohlrouladen mit Maronen
Snack	1 Banane
Kalorien gesamt	1127 kcal

Sonntag

Mahlzeit	Gericht
Frühstück	Papayasalat mit Rosinen
Mittagessen	Curry und Blumenkohlreis
Abendessen	Wraps mit Lamm und Avocado
Snack	1 Eiskaffee ohne Sahne
Kalorien gesamt	1536 kcal

2. Woche
Montag

Mahlzeit	Gericht
Frühstück	Rührei mit Curry und Krebsfleisch
Mittagessen	Gefüllte Paprika mit Hack
Suppe	Mais-Suppe mit Tortilla-Chips
Snack	Wassermelone vom Grill mit Chili
Kalorien gesamt	1564 kcal

Dienstag

Mahlzeit	Gericht
Frühstück	Tofu-Chili-Wrap im Salatblatt
Mittagessen	Brokkoli-Auflauf mit Chilifäden
Suppe	Zucchinisuppe mit Kokos
Abendessen	Backkürbis mit Joghurt
Kalorien gesamt	1345 kcal

Mittwoch

Mahlzeit	Gericht
Frühstück	Hüttenkäse mit Haferflocken
Mittagessen	Hähnchen mit Zucchini-Nudeln
Abendessen	Süßkartoffelpfanne mit Radieschen
Snack	Mango-Kokos-Shake
Kalorien gesamt	1425 kcal

Donnerstag

Mahlzeit	Gericht
Frühstück	Joghurtcreme mit Granatapfelkernen
Mittagessen	Hähnchen mit Blumenkohl
Abendessen	Paprika mit Käsefüllung
Snack	1 Birne
Kalorien gesamt	1009 kcal

Freitag

Mahlzeit	Gericht
Frühstück	Gemüseshake mit Cayennepfeffer
Mittagessen	Mediterranes Paprikagemüse
Snack	Gurkensalat mit Radieschen
Snack	2 Reiscracker mit Magerquark
Kalorien gesamt	1054 kcal

Sonnabend

Mahlzeit	Gericht
Frühstück	Birnensalat mit Fenchel
Mittagessen	Aubergine mit Kichererbsensalat
Abendessen	Hähnchen mit Couscous
Snack	Wassermelonensmoothie
Kalorien gesamt	1470 kcal

Sonntag

Mahlzeit	Gericht
Frühstück	Quark-Shake mit Banane und Erdnuss
Mittagessen	Einfacher Tomatensalat
Suppe	Würziger Linsentopf
Snack	Chili-Kokos-Eis mit Ananas
Kalorien gesamt	1203 kcal

3. Woche
Montag

Mahlzeit	Gericht
Frühstück	Feigensalat mit Avocado und Schinken
Mittagessen	Lachs mit Avocado-Salat
Abendessen	Hühnchen-Salat-Tacos
Snack	½ Ananas
Kalorien gesamt	1308 kcal

Dienstag

Mahlzeit	Gericht
Frühstück	Omelett mit Spargel und Basilikum
Mittagessen	Paprika-Salat
Abendessen	Gnocchi mit Zucchini
Snack	Chilischokolade mit Sternanis
Kalorien gesamt	1070 kcal

Mittwoch

Mahlzeit	Gericht
Frühstück	Frischkäsebällchen und Radieschensalat
Mittagessen	Salat-Wraps
Snack	Avocadomousse mit Pistazien
Snack	Zimtapfel
Kalorien gesamt	1246 kcal

Donnerstag

Mahlzeit	Gericht
Frühstück	Ei im Glas
Mittagessen	Rote-Bete-Salat mit Granatapfelkernen
Snack	1 Avocado mit 1 Scheibe Vollkornbrot
Snack	2 Äpfel
Kalorien gesamt	1212 kcal

Freitag

Mahlzeit	Gericht
Frühstück	Salat mit Ananas und Walnüssen
Mittagessen	Gefüllte Süßkartoffeln
Abendessen	Kräuteromelett
Snack	Smoothie mit Grünkohl

Kalorien gesamt	1553 kcal

Sonnabend

Mahlzeit	Gericht
Frühstück	Pfannenkuchen mit Banane
Mittagessen	Glasnudeln mit Garnelen
Suppe	Pilzsuppe mit Ingwer
Snack	Tomaten-Melonen-Smoothie
Kalorien gesamt	1024 kcal

Sonntag

Mahlzeit	Gericht
Frühstück	Porridge aus Naturreis
Mittagessen	Puten-Brokkoli-Salat
Suppe	Süßkartoffelsuppe mit Ingwer
Snack	1 Banane
Kalorien gesamt	1100 kcal

4. Woche
Montag

Mahlzeit	Gericht
Frühstück	Haferschleim mit Mango und Kokos
Mittagessen	Rosenkohlpfanne mit Äpfeln
Snack	Obstsalat mit Maracujasauce
Snack	2 hartgekochte Eier mit 2 Scheiben Vollkornbrot
Kalorien gesamt	1020 kcal

Dienstag

Mahlzeit	Gericht
Frühstück	Rührei mit Avocado und Käse
Mittagessen	Bohnen-Eintopf mit Paprika
Snack	Dinkel-Scones
Snack	Walnusseis
Kalorien gesamt	1093 kcal

Mittwoch

Mahlzeit	Gericht
Frühstück	Joghurt mit Kokos und Sesam
Mittagessen	Schupfnudeln mit Kohl

Snack	1 Latte Macchiato
Snack	Kokoscrepe mit Puderzucker
Kalorien gesamt	1055 kcal

Donnerstag

Mahlzeit	**Gericht**
Frühstück	Kardamom-Quark mit Zitrone
Mittagessen	Asiatisches Curry-Hühnchen
Abendessen	Salat mit Parmaschinken und Melone
Snack	Chili-Kokos-Eis mit Ananas, dazu 2 Waffeln
Kalorien gesamt	1010 kcal

Freitag

Mahlzeit	**Gericht**
Frühstück	Rohkostsalat mit Apfel und Sellerie
Mittagessen	Spinatspaghetti in Tomatensauce
Suppe	Tomaten-Wacholder-Suppe
Snack	Rhabarber-Chutney
Kalorien gesamt	1237 kcal

Sonnabend

Mahlzeit	**Gericht**
Frühstück	5 Chili-Hackbällchen
Mittagessen	Putenschinken-Wraps mit Radieschen
Abendessen	Blumenkohl mit Kichererbsen
Snack	Apfel-Fruchtriegel
Kalorien gesamt	1153 kcal

Sonntag

Mahlzeit	**Gericht**
Frühstück	Lachs-Schiffchen
Mittagessen	Couscous-Gemüse
Abendessen	Radicchiosalat mit Pfirsich
Snack	Kefir-Shake mit Walnüssen
Kalorien gesamt	1141 kcal

... und hier geht es zu den Rezepten!

Kraft für den Tag tanken mit leckeren Frühstücken

1. Vollkornbrot mit Mandelmus und Avocado
2. Heidelbeeren-Cornflakes
3. Gemüsesaft mit Ingwer
4. Knäckebrot mit Möhren
5. Sojaquark mit Haferflocken
6. Apfelsaft mit Rotkohl
7. Fruchtig gefüllte Avocado
8. Papayasalat mit Rosinen
9. Rührei mit Curry und Krebsfleisch
10. Tofu-Chili-Wrap im Salatblatt
11. Hüttenkäse mit Haferflocken
12. Joghurtcreme mit Granatapfelkernen
13. Gemüseshake mit Cayennepfeffer
14. Birnensalat mit Fenchel
15. Quark-Shake mit Banane und Erdnuss
16. Feigensalat mit Avocado und Schinken
17. Omelett mit Spargel und Basilikum
18. Frischkäsebällchen und Radieschensalat
19. Ei im Glas
20. Salat mit Ananas und Walnüssen
21. Pfannenkuchen mit Banane
22. Haferschleim mit Mango und Kokos
23. Rührei mit Avocado und Käse
24. Joghurt mit Kokos und Sesam
25. Kardamom-Quark mit Zitrone
26. Rohkostsalat mit Apfel und Sellerie
27. Chili-Hackbällchen
28. Lachs-Schiffchen
29. Porridge aus Naturreis
30. Gemüsepfanne mit Zucchini und Ei

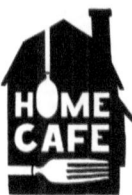

Vollkornbrot mit Mandelmus und Avocado

Morgens soll es schnell gehen und dennoch lecker sein? Dank Avocado und Mandelmus ist dieses Frühstück auch noch ein echter Fettverbrenner!

Aufwand

●●○○○

Schwierigkeit

●○○○○

Dauer: 10 min

Zutaten 1 Person

- 2 Scheiben Vollkornbrot
- 2 EL Mandelmus
- Einige Granatapfelkerne
- 2 Scheiben Serranoschinken
- 1/2 Avocado
- 4 Cherrytomaten
- ½ Mango

Material

- 1 Messer

1. Auf eine Scheibe Vollkornbrot gibst Du das Mandelmus und legst ein paar Scheiben Mango sowie am Ende ein paar Granatapfelkerne darauf.

2. Auf die andere Scheibe garnierst Du den Schinken zusammen mit den Avocado-Scheiben und den Cherrytomaten.

Tipp

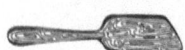

Mit frischen Kräutern oder Kokosraspeln garnieren!

Nährwertangaben (pro Portion)

Energie	195 kcal
Fett	18 g
Kohlenhydrate	20 g
Eiweiß	3 g

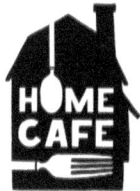

Heidelbeeren-Cornflakes

Cornflakes sind Dein Must-have am frühen Morgen? Dann ist dieses Rezept genau richtig für Dich!

Aufwand

●○○○○

Schwierigkeit

●○○○○

Dauer: 10 min

Zutaten 1 Person

- 150 g Heidelbeeren
- 1 Papaya
- 1 Orange
- 1 TL Honig
- 250 g fettarme Dickmilch
- Etwas Zimt
- 2 Handvoll Cornflakes

Material

- 1 Schüssel
- 1 Messer

1. Du schneidest die Papaya klein und mengst sie zusammen mit den gewaschenen Heidelbeeren zu den Cornflakes.

2. Orange auspressen und den Saft mit Honig vermengen. Das Dressing zu den Cornflakes geben und alles zusammen mit Dickmilch servieren. Zu Schluss gibst Du etwas Zimt über die Mischung.

Tipp

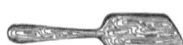

Statt Papaya saisonale Früchte der Region nutzen und nachhaltig genießen.

Nährwertangaben (pro Portion)

Energie	270 kcal
Fett	1 g
Kohlenhydrate	54 g
Eiweiß	8 g

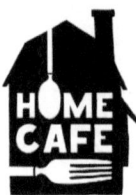

Gemüsesaft mit Inger

Du hast keine Lust, morgens viel zu essen, möchtest aber aktiv Deine Verdauung ankurbeln? Dann ist dieser Saft mit Ingwer genau passend für Dich!

Aufwand

●●○○○

Schwierigkeit

●○○○○

Dauer: 10 min

Zutaten 1 Person

- 1/2 Salatgurke
- 1 rote Bete
- 1 Stange Sellerie
- 2 Möhren
- 1 Stück Ingwer
- 1 TL Arganöl

Material

- 1 Entsafter
- 1 Messer
- 1 Glas

1. Alle Zutaten waschen und in Stücke schneiden.

2. Anschließend gibst Du das Gemüse in den Entsafter.

3. Im Glas noch mit etwas Arganöl verrühren und direkt genießen.

Tipp

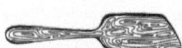

Bei Bedarf kannst Du den Saft mit etwas Zitronensaft abschmecken.

Nährwertangaben (pro Portion)

Energie	48 kcal
Fett	1 g
Kohlenhydrate	6 g
Eiweiß	1 g

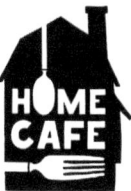

Knäckebrot mit Möhren

Eine Scheibe Knäckebrot ist mehr als genug zum Frühstück? Dann probiere diese Variante mit leckerem Aufstrich aus Möhren. Für die Extra-Stoffwechselaktivierung gibt es Walnusskerne dazu.

Aufwand

●●○○○

Schwierigkeit

●○○○○

Dauer: 10 min

Zutaten 1 Person

- 2 Möhren
- 150 Frischkäse
- 1 Prise Salz
- Honig

- 1 Scheibe Knäckebrot
- 1 Stängel Petersilie
- Gehackte Walnusskerne

Material

- 1 Hobel
- 1 Messer
- 1 Schüssel

1. Du raspelst die Möhren und vermengst sie mit dem Frischkäse. Schmecke die Mischung mit Honig und Salz ab.

2. Nun musst Du nur noch die Mischung auf dem Knäckebrot mit den Walnusskernen und der gehackten Petersilie garnieren.

Tipp

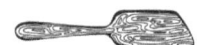

Das Möhrenmus eignet sich auch gut als Dip.

Nährwertangaben (pro Portion)

Energie	390 kcal
Fett	18 g
Kohlenhydrate	30 g
Eiweiß	14 g

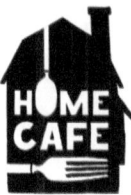

Sojaquark mit Haferflocken

Dank Leinsamschrot und frischem Apfel ist dieses Frühstück ideal für eine gesunde und aktive Darmflora geeignet – perfekt also, um aktiv Kalorien zu verbrennen.

Aufwand

●○○○○

Schwierigkeit

●○○○○

Dauer: 10 min

Zutaten 1 Person

- 300 g Sojaquark
- 1 Apfel
- 1 Kiwi
- 3 TL Leinsamen
- 5 EL Haferflocken (kernig)
- ½ Banane

Material

- 1 Schüssel
- 1 Messer

1. Du schneidest das Obst in mundgerechte Stücke.

2. Gib es zusammen mit den Leinsamen und den Haferflocken auf den Quark – fertig!

Tipp

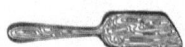

Süße den Quark mit etwas Stevia, wenn er Dir sonst zu fade im Geschmack ist.

Nährwertangaben (pro Portion)

Energie	305 kcal
Fett	10 g
Kohlenhydrate	40 g
Eiweiß	14 g

Apfelsaft mit Rotkohl

Es muss nicht immer eine ganze Mahlzeit sein, die am Morgen die Verdauung in Schwung bringt. Dieser leckere Saft mit Äpfeln und Rotkohl sorgt dafür, dass Du am Tag ordentlich Kalorien verbrennst.

Aufwand

●●○○○

Schwierigkeit

●○○○○

Dauer: 10 min

Zutaten 1 Person

- 2 rote Äpfel
- 200 g Rotkohl
- Balsamicoessig
- Eiswürfel

Material

- 1 Messer
- 1 Entsafter

1. Du entkernst die Äpfel und schneidest den Kohl in feine Streifen, um beide Zutaten anschließend zu entsaften.

2. Mit einem Esslöffel Balsamicoessig abschmecken und auf Eiswürfeln servieren.

Tipp

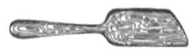

Das Getränk eignet sich auch hervorragend als erfrischender Drink an heißen Sommertagen – nach Belieben mit Mineralwasser auffüllen.

Nährwertangaben (pro Portion)

Energie	65 kcal
Fett	0 g
Kohlenhydrate	13 g
Eiweiß	1 g

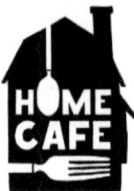

Fruchtig gefüllte Avocado

Dieser leckere Fatburner ist fruchtig und herzhaft zugleich. Ideal also, um Dir am frühen Morgen die benötigte Energie für den Tag zu liefern!

Aufwand

●●○○○

Schwierigkeit

●●○○○

Dauer: 10 min

Zutaten 1 Person

- 100 g Erdbeeren
- 1 Mango
- 1 Chilischote
- 1 Lauchzwiebel
- Koriander
- Minze
- 1 Avocado
- Salz und Pfeffer
- Zitronensaft

Material

- 1 Schüssel
- 1 Messer
- 1 Zitronenpresse

1. Für die Salsa schneidest Du alle Zutaten bis auf die Avocado klein und schmeckst sie mit Salz und Pfeffer ab. Nach Belieben einen oder mehrere Schuss Zitronensaft zugeben.

2. Anschließend halbierst Du die Avocado und füllst die Salsa ein. Hacke die Minze und den Koriander und garniere die Avocado damit.

Tipp

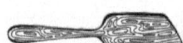

Die Salsa kannst Du auch am Abend vorher zubereiten und über Nacht ziehen lassen. Sie schmeckt auch zu einer Backkartoffel!

Nährwertangaben (pro Portion)

Energie	290 kcal
Fett	24 g
Kohlenhydrate	14 g
Eiweiß	3 g

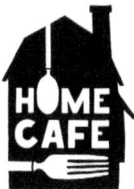

Papayasalat mit Rosinen

Ein frischer Obstsalat ist immer die richtige Wahl. Diese Kombination mit Papaya und Rosinen lässt auch noch die Pfunde schmelzen.

Aufwand

●●○○○

Schwierigkeit

●●○○○

Dauer: 10 min

Zutaten 2 Personen

- 2 Papaya
- 2 Äpfel
- 50 g Rosinen
- Zitronensaft
- Gehackte Haselnüsse
- 100 g fettarme Dickmilch
- Orangensaft

Material

- 1 Schüssel
- 1 Messer
- 1 Schale
- 1 Löffel

1. Du schneidest das Obst in Würfel und vermengst es mit den Rosinen.

2. Gib einen Schuss Zitronensaft hinzu.

3. Mische die Dickmilch mit etwas Orangensaft und gieße die Flüssigkeit über das Obst.

4. Als Garnitur streust Du die Haselnüsse darüber.

Tipp

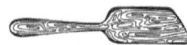

Verfeinere das Gericht mit Honig und Zimt, wenn Du es etwas süßer magst.

Nährwertangaben (pro Portion)

Energie	226 kcal
Fett	7 g
Kohlenhydrate	33 g
Eiweiß	6 g

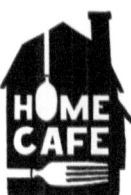

Rührei mit Curry und Krebsfleisch

Rührei ist ein beliebter Klassiker zum Frühstück. Mit Curry und Krebsfleisch bringst Du hier Abwechslung auf den Tisch.

Aufwand

●●○○○

Schwierigkeit

●●○○○

Dauer: 10 min

Zutaten 1 Person

- Cashewkerne
- Harissapaste
- 2 EL Tomatenmark
- 3 EL Joghurt
- 1 rote Zwiebel
- 2 Eier
- 15 ml Milch
- Koriander
- 100 g Krebsfleisch

Material

- Schüssel
- Pfanne
- Pürierstab

1. Du hackst eine Handvoll Cashewkerne klein und vermengst diese mit etwas Harissapaste, dem Tomatenmark und dem fettarmen Joghurt. Danach pürierst Du alles nochmal fein. Bei Bedarf Öl zugeben.

2. Jetzt röstest Du die Zwiebeln an und gibst die mit der fettarmen Milch vermengten Eier dazu in die Pfanne. Lasse alles stocken.

3. Ist die Eiermischung fertig, serviere sie mit dem Krebsfleisch servieren. Mit dem gehackten Koriander garnieren.

Tipp

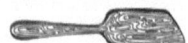

Du kannst den Koriander durch Schnittlauch oder Petersilie ersetzen – was Du auch immer gerade zur Hand hast!

Nährwertangaben (pro Portion)

Energie	300 kcal
Fett	20 g
Kohlenhydrate	8 g
Eiweiß	22 g

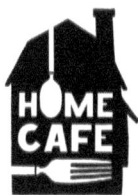

Tofu-Chili-Wrap im Salatblatt

Hier gibt es nicht nur einen echten Fatburner zum Frühstück, sondern auch noch richtig wenige Kalorien. Ideal für den Genuss am frühen Morgen.

Aufwand

●●○○○

Schwierigkeit

●○○○○

Dauer: 10 min

Zutaten 1 Person

- 1 Blatt Eisbergsalat
- 100 g Tofu
- 1 Zwiebel
- 1 Kohlrabi
- 1 TL Honig
- Etwas Sojasauce
- Olivenöl
- 15 ml Zitronensaft
- Estragon, Chili

Material

- 1 Schüssel
- 1 Messer

1. Du brätst den Tofu in einer Pfanne zusammen mit dem gewürfelten Kohlrabi, frischem Chili und den Zwiebeln gar.

2. Die Mischung schmeckst Du mit Honig, Estragon, Olivenöl und Sojasauce ab.

3. Nun musst Du nur noch das Eisbergsalatblatt mit der Mischung füllen und genießen!

Tipp

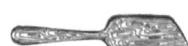

Mit Fleisch oder Fisch ergänzt, ist der Wrap auch eine wunderbare Hauptspeise.

Nährwertangaben (pro Portion)

Energie	150 kcal
Fett	8 g
Kohlenhydrate	12 g
Eiweiß	7 g

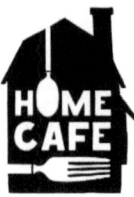

Hüttenkäse mit Haferflocken

Wenn Du einen anstrengenden Tag vor dir hast, dann ist dieses Rezept ein echter Power-Starter. Dank Apfel und Ingwer regt der Hüttenkäse auch noch die Verdauung an.

Aufwand

●●○○○

Schwierigkeit

●○○○○

Dauer: 10 min

Zutaten 1 Person

- 80 g Haferflocken
- 30 g gehackte Mandeln
- 200 g Hüttenkäse
- 1 Apfel
- 150 g fettarmer Joghurt
- 1 TL Honig
- Etwas Ingwer
- Kardamom/Zimt

Material

- 1 Messer
- 1 Pfanne
- 1 Schüssel

1. Zuerst röstest Du die Mandeln und die Haferflocken in einer Pfanne leicht an.

2. Den Hüttenkäse vermengst Du mit dem Joghurt, und den Apfel schneidest Du in Streifen.

3. Die Käsemischung mit den Haferflocken bestreuen, mit etwas Honig beträufeln und die Apfelstreifen zugeben. Das Ganze mit frischem Ingwer, Zimt und Kardamom genießen.

Tipp

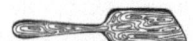

Am besten immer mit Obst der Saison zubereiten.

Nährwertangaben (pro Portion)

Energie	480 kcal
Fett	22 g
Kohlenhydrate	45 g
Eiweiß	25 g

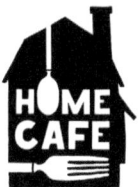

Joghurtcreme mit Granatapfelkernen

Schnell zubereitet und ideal als fruchtiger Joghurt am Morgen. Passt auch als Dip zu scharfem Essen.

Aufwand

●●○○○

Schwierigkeit

●○○○○

Dauer: 10 min

Zutaten 1 Person

- ¼ Salatgurke
- 1 Stängel Minze
- 1 Knoblauchzehe
- 100 fettarmer Joghurt
- 1 Stängel Koriander
- 15 g Granatapfelkerne
- Salz und Pfeffer

Material

- 1 Schüssel
- 1 Raspel
- 1 Messer
- 1 Knoblauchpresse

1. Vermenge den Joghurt mit dem gehackten Koriander, Salz und Pfeffer und schmecke es mit dem gepressten Knoblauch ab.

2. Die Salatgurke hobeln und zusammen mit der Minze und den Granatapfelkernen zum Joghurt geben. Als Aufstrich auf eine Scheibe dunkles Brot geben oder pur genießen.

Tipp

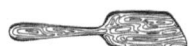

Kann auch scharf mit Cayennepfeffer und Chilifäden genossen werden.

Nährwertangaben (pro Portion)

Energie	59 kcal
Fett	2 g
Kohlenhydrate	5 g
Eiweiß	5 g

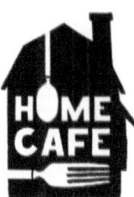

Gemüseshake mit Cayennepfeffer

Hier geht es lecker und feurig zur Sache. Perfekt, um mit viel Energie in den Tag zu starten und durch die Schärfe die Fettverbrennung anzukurbeln.

Aufwand

●○○○○

Schwierigkeit

●○○○○

Dauer: 10 min

Zutaten 1 Person

- ½ Paprika, rot
- 2 Möhren
- 370 ml Buttermilch
- Etwas Sesam
- ½ TL Cayennepfeffer

Material

- 1 Messer
- 1 Mixer

1. Du schneidest alle Zutaten klein und gibst sie zusammen in den Mixer.

2. Den Drink mit frischem Sesam gernieren und frisch genießen.

Tipp

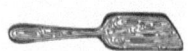

Das Grün der Möhren kannst Du auch mit in den Shake geben!

Nährwertangaben (pro Portion)

Energie	164 kcal
Fett	5 g
Kohlenhydrate	19 g
Eiweiß	10 g

Birnensalat mit Fenchel

Fenchel ist ideal, um den Bauch zu beruhigen und eine ausgeglichene Darmflora zu schaffen. Die Walnusskerne regen aktiv den Stoffwechsel an – und die Weintrauben sind einfach lecker!

Aufwand

●○○○○

Schwierigkeit

●○○○○

Dauer: 10 min

Zutaten 1 Person

- ½ Fenchelknolle
- 1 Handvoll Weintrauben
- 1 Birne
- 10 ml Zitronensaft

- 50 g Schafskäse
- Balsamicoessig
- Honig, Minze
- 1 TL Walnussöl
- Walnusskerne

Material

- 1 Messer
- 1 Schüssel

1. Du kannst einen Salat kaum schneller zubereiten: Einfach alle Zutaten nach Belieben klein schneiden und mit einem Dressing aus Walnussöl, Balsamicoessig, Zitronensaft und Honig abschmecken.

2. Mit der gehackten Minze servieren.

Tipp

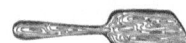

Der Salat schmeckt sehr lecker auch zu Fisch und Geflügel.

Nährwertangaben (pro Portion)

Energie	295 kcal
Fett	20 g
Kohlenhydrate	21 g
Eiweiß	10 g

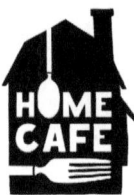

Quark-Shake mit Banane und Erdnuss

Ein Shake am Morgen vertreibt Kummer und Sorgen. Dieser Shake ist auch noch richtig lecker, und der Zimt ist ideal, um die Verdauung anzuregen.

Aufwand

●●○○○

Schwierigkeit

●○○○○

Dauer: 10 min

Zutaten 1 Person

- 1 reife Banane
- 150 g Magerquark
- 50 g Haferflocken
- 2 EL Erdnussbutter
- 2 TL Ahornsirup
- Etwas Zimt
- 200 ml Milch, fettarm

Material

- 1 Mixer

1. Schäle und drittele die Banane (mit der Hand).

2. Gib sie mit allen anderen Zutaten in einen Mixer und vermenge alles zu einer homogenen Masse.

3. Variiere mit der Milch so, dass die gewünschte Konsistenz entsteht. Du kannst das Shake trinken oder löffeln.

Tipp

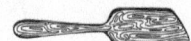

Servierst Du den Quark Freunden zum Dessert, streue noch gehackte Erdnüsse darüber. Das Auge isst mit!

Nährwertangaben (pro Portion)

Energie	455 kcal
Fett	16 g
Kohlenhydrate	48 g
Eiweiß	29 g

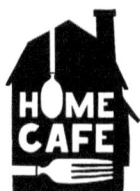

Feigensalat mit Avocado und Schinken

Haselnüsse, Thymianhonig und Avocado helfen dabei, schon am Morgen ordentlich Fett zu verbrennen.

Aufwand

●●○○○

Schwierigkeit

●●○○○

Dauer: 15 min

Zutaten 1 Person

- 1 Handvoll Haselnüsse
- 2 Handvoll Salatblätter
- ½ Avocado
- 100 g Schinken
- Thymianhonig
- 15 ml Zitronensaft
- 1 EL Olivenöl
- 2 Feigen

Material

- 1 Messer
- 1 Schüssel
- 1 Pfanne

1. Du röstest die Nüsse bei geringer Hitze in einer Pfanne ohne Öl kurz an. Abkühlen lassen und anschließend kleinhacken.

2. Schneide die Avocado, den Schinken und die Feigen klein und vermenge alles.

3. Für die Vinaigrette mischst Du 1 TL Honig mit dem Öl und dem Zitronensaft.

4. Alles auf den Salatblättern auf einem Teller anrichten und mit den Haselnüssen bestreuen.

Tipp

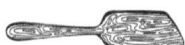

Streue Sesamsamen über den Salat, um extra Ballaststoffe zuzuführen.

Nährwertangaben (pro Portion)

Energie	370 kcal
Fett	27 g
Kohlenhydrate	14 g
Eiweiß	19 g

Omelett mit Spargel und Basilikum

Dieses herzhafte Omelett ist nicht nur zum Frühstück ein echter Leckerbissen. Hier deckst Du gut 40 Prozent Deines Tagesbedarfs an Vitamin A, D und E ab – gesund und schmackhaft.

Zutaten 1 Person

Aufwand

●●○○○

Schwierigkeit

●●○○○

Dauer: 15 min

- 200 g Spargel, grün
- 1 Chilischote
- Knoblauchzehe
- Etwas Basilikum
- 1 EL Olivenöl
- 3 Eier
- Gewürze
- Petersilie

Material

- 1 Messer
- 1 Schüssel
- 1 Pfanne

1. Du brätst den Spargel zusammen mit dem Knoblauch und der Chilischote für etwa fünf Minuten an.

2. Vermenge das Ei mit gehacktem Basilikum und der gezupften Petersilie. Nach Bedarf abschmecken.

3. Gib das Ei zum Spargel in die Pfanne und lass alles für ca. acht Minuten stocken.

Tipp

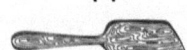

Du kannst das Omelett wunderbar mit geriebenem Parmesankäse garnieren.

Nährwertangaben (pro Portion)

Energie	204 kcal
Fett	15 g
Kohlenhydrate	3 g
Eiweiß	14 g

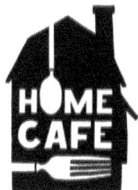

Frischkäsebällchen und Radieschensalat

Dieses Rezept bringt Abwechslung in den Morgen. Tabasco und Sesam aktivieren den Stoffwechsel und beruhigen die Darmflora.

Aufwand

●●○○○

Schwierigkeit

●○○○○

Dauer: 15 min

Zutaten (5 Bällchen)

- ½ Bund Radieschen
- 1 Minigurke
- 1 TL Sojasauce
- Tabasco
- 100 g Frischkäse, fettarm
- 10 g Sesamsamen
- ½ Limette
- 1 TL Olivenöl

Material

- 1 Messer
- 1 Schüssel
- 1 Zitronenpresse

1. Forme einfach kleine Bällchen aus dem Frischkäse und wende sie im Sesam.

2. Schneide die Radieschen und die Gurke klein.

3. Aus der Sojasauce, einem Schuss Tabasco und dem Limettensaft sowie dem Öl ein Dressing anmischen.

4. Gib alles zusammen auf einen Teller und lass es Dir schmecken.

Tipp

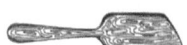

Du kannst das Ganze mit Weintrauben vermengen, um eine fruchtige Note zu erhalten.

Nährwertangaben (pro Ball)

Energie	310 kcal
Fett	28 g
Kohlenhydrate	6 g
Eiweiß	10 g

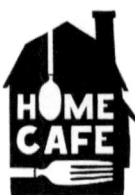

Ei im Glas

Eier sind langweilig? Dann lass Dich mit diesem Fettverbrenner-Rezept vom Gegenteil überzeugen!

Aufwand

●●○○○

Schwierigkeit

●○○○○

Dauer: 15 min

Zutaten 1 Person

- 1 Scheibe magerer Speck
- 2 Eier
- 1 Chilischote
- 1 Scheibe Vollkornbrot
- 1 Frühlingszwiebel
- Kresse
- Pfeffer/Salz

Material

- 1 Glas
- 1 Pfanne
- 1 Topf
- 1 Messer

1. Du kochst die Eier für fünf Minuten weich. Währenddessen brätst Du den gehackten Speck in einer Pfanne knusprig.

2. Pelle die Eier und schneide sie in Streifen. Vermenge sie in einem Glas mit dem Speck sowie dem Chili, der Kresse und der gehackten Zwiebel. Nach Belieben würzen. Dazu genießt Du das Brot.

Tipp

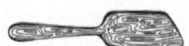

Für ein dekadentes Sonntagsfrühstück kannst Du einfach die Mischung um eine Scheibe Räucherlachs ergänzen.

Nährwertangaben (pro Portion)

Energie	292 kcal
Fett	13 g
Kohlenhydrate	30 g
Eiweiß	14 g

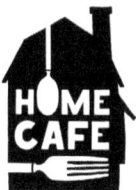

Salat mit Ananas und Walnüssen

Mit Walnüssen und Ananas setzt dieser Salat gleich auf zwei Fatburner, die richtig schmackhaft sind.

Aufwand

●●○○○

Schwierigkeit

●●○○○

Dauer: 15 min

Zutaten 1 Person

- 1 Scheibe Vollkornbrot
- Walnusskerne
- 50 g Gorgonzola
- 1 Baby-Ananas
- 1/2 Radicchio
- 2 Schalotten
- 2 EL Apfelessig
- 10 ml Apfelsaft
- 1 EL Olivenöl

Material

- 1 Messer
- 1 Schüssel
- 1 Schälchen

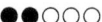

1. Vermenge das Olivenöl mit dem Apfelsaft und dem Apfelessig zu einem Dressing.

2. Alle anderen Zutaten kleinschneiden und in eine Schüssel geben. Das Dressing gibst Du erst kurz vor dem Verzehr zu, damit das Brot nicht einweicht.

Tipp

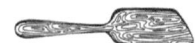

Für eine kalorienbewusste Option verzichte auf den Gorgonzola.

Nährwertangaben (pro Portion)

Energie	495 kcal
Fett	26 g
Kohlenhydrate	52 g
Eiweiß	13 g

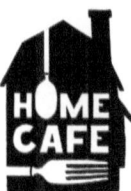

Pfannenkuchen mit Banane

Pfannenkuchen zum Frühstück müssen nicht immer eine Sünde sein. Passend garniert sind diese Low-Carb-Pancakes ein guter Start in den Tag.

Aufwand

●●○○○

Schwierigkeit

●●○○○

Dauer: 15 min

Zutaten 1 Person

- 1 große Banane
- 50 g Mandelmehl
- 2 Eier
- Backpulver
- 100 g fettarmer Joghurt
- Etwas Minze

Material

- 1 Schüssel
- 1 Pfanne
- 1 Mixer
- 1 Messer

1. Du schneidest die Banane klein und vermengst sie zusammen mit dem Mehl, dem Backpulver und den Eiern im Mixer zu einer homogenen Masse.

2. Anschließend muss Du nur noch den Teig in einer Pfanne ausbacken und die warmen Pfannenkuchen mit Joghurt und Minze servieren.

Tipp

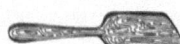

Verfeinere das Gericht mit Honig und Zimt, wenn Du es etwas süßer magst.

Nährwertangaben (pro Portion)

Energie	310 kcal
Fett	15 g
Kohlenhydrate	19 g
Eiweiß	20 g

Haferschleim mit Mango und Kokos

Kokos lässt die Pfunde purzeln, und der Haferschleim ist ein echter Fitmacher am Morgen – was willst Du mehr?!

Aufwand

●●○○○

Schwierigkeit

●●○○○

Dauer: 15 min

Zutaten 1 Person

- 300 ml Kokosdrink
- 100 g Haferflocken (zart)
- 2 TL Ahornsirup
- 1 Mango
- 30 g Kokosflakes
- MInze

Material

- 1 Messer
- 1 Schüssel
- 1 Pfanne

1. Du erwärmst die Kokosmilch mit den Ahornsirup und rührst die Flocken ein. Alles aufkochen und sodann etwa fünf Minuten bei geringer Hitze aufquellen lassen.

2. Die Mango schneidest Du in kleine Stücke. Die Kokosflakes werden kurz in einer beschichteten Pfanne ohne Fett angeröstet. Vermengen beides mit der Minze und serviere es auf dem heißen Haferschleim.

Tipp

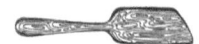

Nach Belieben mit frischen Früchten verfeinern.

Nährwertangaben (pro Portion)

Energie	360 kcal
Fett	15 g
Kohlenhydrate	51 g
Eiweiß	9 g

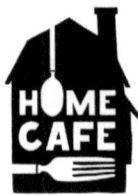

Rührei mit Avocado und Käse

Rührei zum Frühstück ist auch dann eine gute Wahl, wenn Du leckere Fatburner-Rezepte suchst. Diese Variante setzt auf Avocado und schmackhaften Cheddar-Käse.

Zutaten 1 Person

Aufwand

●●○○○

Schwierigkeit

●○○○○

Dauer: 15 min

- 1 Frühlingszwiebel
- 4 Kirschtomaten
- 50 ml Milch (1,5%)
- 50 g Cheddar-Käse
- 1/2 Avocado
- Petersilie
- 3 Eier

Material

- 1 Messer
- 1 Schüssel
- 1 Pfanne

1. Du schneidest Tomaten und die Zwiebeln in Stücke und dünstest diese leicht in der Pfanne an.

2. Vermenge die Eier mit der Milch und gieße die Masse über die Tomaten. Alles bei mittlerer Hitze in der Pfanne stocken lassen.

3. Den Käse reiben und die Avocado kleinschneiden – zusammen mit der Petersilie auf das Rührei geben. Nach Belieben würzen.

Tipp

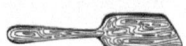

Streue Sesamsamen über das Rührei, um extra Ballaststoffe zuzuführen.

Nährwertangaben (pro Portion)

Energie	450 kcal
Fett	31 g
Kohlenhydrate	10 g
Eiweiß	27 g

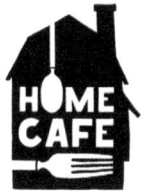

Joghurt mit Kokos und Sesam

Sojajoghurt ist eine tolle Alternative zu klassischen Produkten. Dieses Frühstück steckt voller Kalzium und ist daher gut für Deine Knochen. Darüber hinaus kurbelt die Ananas aktiv den Stoffwechsel an.

Aufwand

●●○○○

Schwierigkeit

●●○○○

Dauer: 15 min

Zutaten 1 Person

- 300 g Sojajoghurt
- 2 EL Kokosmilch
- 3 TL Sesam
- 3 TL Ahornsirup
- 2 EL Haferflocken (zart)
- ½ Ananas

Material

- 1 Messer
- 1 Schüssel
- 1 Pfanne

1. Vermenge die Kokosmilch mit dem Joghurt und schneide die Ananas klein.

2. Lasse den Sesam mit dem Sirup leicht in der Pfanne karamellisieren.

3. Vermenge alles zusammen mit den Haferflocken – nun nur noch genießen!

Tipp

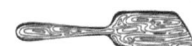

Das Gericht lässt sich wunderbar mit frischer Minze abschmecken.

Nährwertangaben (pro Portion)

Energie	270 kcal
Fett	14 g
Kohlenhydrate	25 g
Eiweiß	10 g

Kardamom-Quark mit Zitrone

Wie wäre es mit Feigen und geschmackvollem Quark zu Frühstück? Kardamom regt den Stoffwechsel an, und Pistazien sorgen für Abwechlung im Geschmack – es geht kaum besser!

Aufwand

●●○○○

Schwierigkeit

●○○○○

Dauer: 15 min

Zutaten 1 Person

- 1/2 Zitrone
- 100 g Magerquark
- 2 TL Kardamom
- 1 TL Honig
- 2 Feigen
- Halbe Handvoll gehackte Pistazien

Material

- 1 Schüssel
- 1 Messer
- 1 Raspel

1. Du vermengst in einer Schüssel den Quark mit dem Kardamom, dem Honig und dem Abrieb einer halben Bio-Zitrone.

2. Nun musst Du den Quark nur noch zehn Minuten ziehen lassen und im Anschluss zusammen mit den Feigen und den gehackten Pistazien servieren.

Tipp

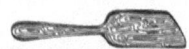

Den Honig kannst Du auch durch Ahornsirup ersetzen.

Nährwertangaben (pro Portion)

Energie	170 kcal
Fett	5 g
Kohlenhydrate	20 g
Eiweiß	10 g

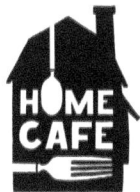

Rohkostsalat mit Apfel und Sellerie

Richtig leicht und richtig lecker – dieser schnell bereitete Rohkostsalat ist ideal, um voller Energie in den Tag zu starten.

Aufwand

●●○○○

Schwierigkeit

●○○○○

Dauer: 15 min

Zutaten 1 Person

- 1 Handvoll Kokosflakes
- 1 Möhre
- 100 g Sellerie
- 1 Apfel
- ½ Ingwerzehe
- 10 ml Zitronensaft
- 1 TL Leinöl
- 2 EL Sahne, fettarm

Material

- 1 Schüssel
- 1 Messer
- 1 Pfanne

1. Du röstet die Kokosflakes für einen Moment in einer beschichteten Pfanne und schneidest währenddessen die anderen Zutaten in feine Scheiben.

2. Verrühre für das Dressing das Öl mit dem Zitronensaft und der Sahne.

3. Anschließend alles vermengen und nach Bedarf mit Pfeffer und Salz abschmecken.

Tipp

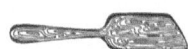

Du kannst den Salat wunderbar als Beilage zu einem frischen Fischfilet genießen.

Nährwertangaben (pro Portion)

Energie	220 kcal
Fett	13 g
Kohlenhydrate	20 g
Eiweiß	2 g

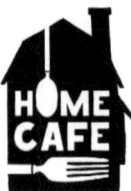

Chili-Hackbällchen

Du möchtest zum Frühstück etwas Würziges genießen? Diese Chili-Hackbällchen mit Aprikose sind ideal, um in den Tag zu starten.

Aufwand

●●○○○

Schwierigkeit

●●○○○

Dauer: 20 min

Zutaten 10 Bällchen

- 1 Möhre
- 70 g Aprikosen
- 300 g Hack
- 1 Handvoll Semmelbrösel
- 20 g Pinienkerne
- 1 Ei
- Etwas Chili und Kreuzkümmel
- 1 EL Olivenöl

Material

- 1 Messer
- 1 Schüssel
- 1 Pfanne
- 1 Raspel

1. Für dieses Rezept musst Du die Möhren raspeln und die Aprikosen kleinschneiden und anschließend bis auf das Öl alle Zutaten vermengen.

2. Die Masse sollte nicht zu feucht sein – es müssen sich leicht Bällchen daraus formen lassen, ohne dass sie zerfallen. Brate diese dann von allen Seiten in einer heißen Pfanne an.

3. Du kannst die Bällchen warm oder kalt genießen.

Tipp

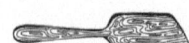

Zu den Bällchen passt dunkles Brot oder ein fettarmer Dip.

Nährwertangaben (pro Ball)

Energie	75 kcal
Fett	4 g
Kohlenhydrate	4 g
Eiweiß	7 g

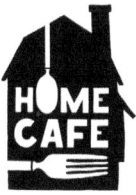

Lachs-Schiffchen

Du hast Lust, am Morgen schon etwas Deftiges zu genießen? Diese Lachs-Schiffchen sind schnell zubereitet und richtig schmackhaft!

Aufwand

●●○○○

Schwierigkeit

●●○○○

Dauer: 20 min

Zutaten 2 Personen

- 200 g Bio-Lachs
- 1 Chilischote
- 1 Lauchzwiebel
- 200 g Papaya
- 6 Blätter Chicorée
- ½ Limette
- Salz, Pfeffer

Material

- 1 Messer
- 1 Schüssel
- 1 Löffel

1. Den Lachs mit dem jeweils gehackten Chili und Lauch sowie einem Schuss Limettensaft vermengen. Für etwa 15 Minuten ziehen lassen – am besten im Kühlschrank.

2. Die Lachs-Salsa richtest Du in den Chicorée-Blättern an. Schneide vom Strunk ein dickes Stück ab, bevor Du die Blätter einzeln abzupfst.

3. Mit frischen Kräutern garnieren und möglichst kalt genießen.

Tipp

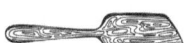

Du kannst die Schiffchen auch ohne Besteck essen – einfach reinbeißen!

Nährwertangaben (pro Portion)

Energie	267 kcal
Fett	14 g
Kohlenhydrate	12 g
Eiweiß	23 g

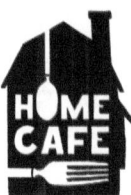

Porridge aus Naturreis

Porridge ist sättigend und gibt ausreichend Energie für den Tag. Dieses Rezept setzt auf Kardamom und Mango als Fatburner-Zutaten.

Aufwand

●●○○○

Schwierigkeit

●●○○○

Dauer: 20 min

Zutaten 1 Person

- 80 g Vollkornreis
- 2 Streifen getr. Mango
- 220 ml Milch, fettarm
- Zitronenmelisse
- Ahornsirup
- Kardamom, Zimt
- Kokos- und Bananenchips

Material

- 1 Messer
- 1 Kochtopf

1. Du bereitest den Reis nach Packungsangabe zu. Am besten schon am Vortag. Sonst abkühlen lassen.

2. Hacke die Mango und die Bananenchips klein und stelle sie zur Seite. Den fertigen Reis noch einmal kurz in der Milch cremig aufkochen lassen. Dabei nach und nach alle Zutaten bis auf die Zitronenmelisse und die Kokoschips unterheben.

3. Mit diesen beiden Zutaten vor dem Verzehr garnieren.

Tipp

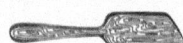

Du kannst die Milch für weniger Kalorien auch durch Wasser ersetzen.

Nährwertangaben (pro Portion)

Energie	270 kcal
Fett	4 g
Kohlenhydrate	49 g
Eiweiß	7 g

Gemüsepfanne mit Zucchini und Ei

Ein einfaches Omelette ist dir zu langweilig? Diese Gemüsepfanne mit Ei bietet orientalische Aromen und Faburner-Zutaten – ideal für einen guten Start in den Tag.

Aufwand

●●○○○

Schwierigkeit

●●○○○

Dauer: 30 min

Zutaten 1 Person

- 1 große Zucchini
- 2 Frühlingszwiebeln
- 2 Knoblauchzehen
- 1 EL Olivenöl
- 1 Dose Tomaten
- Einige Chiliflocken
- 2 Eier
- 100 g Schafskäse (light)

Material

- 1 Messer
- 1 Pfanne
- 1 Schüssel

1. In einer Pfanne brätst Du die geschnittene Zucchini und die Frühlingszwiebeln zusammen mit dem Knoblauch für etwa sechs Minuten bei mittlerer Hitze an.

2. Die Tomaten aus der Dose zugeben und mit den Chiliflocken, Salz und Pfeffer abschmecken. Alles für weitere gut fünf Minuten köcheln lassen.

3. Drücke in die Tomatenmasse zwei Mulden und gib die Eier in jeweils eine Mulde hinein. Die Pfanne mit dem Deckel schließen und alles für 15 Minuten stocken lassen. Mit Schafskäse und Petersilie genießen.

Tipp

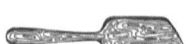

Dieses Frühstück kannst Du auch gut als Beilage zu einem Stück Fisch oder Fleisch nutzen.

Nährwertangaben (pro Portion)

Energie	495 kcal
Fett	38 g
Kohlenhydrate	19 g
Eiweiß	27 g

Gesunde Hauptmahlzeiten genießen – mittags und abends

1. Einfacher Tomatensalat
2. Paprika-Salat
3. Lachs mit Avocado-Salat
4. Salat mit Parmaschinken und Melone
5. Salat-Wraps
6. Gurkensalat mit Radieschen
7. Mediterranes Paprikagemüse
8. Quinoa-Salat mit Pistazien
9. Paprikapfanne mit Tomaten
10. Rote-Bete-Salat mit Granatapfelkernen
11. Gefüllte Süßkartoffeln
12. Putenschinken-Wraps mit Radieschen
13. Couscous-Gemüse
14. Radicchiosalat mit Pfirsich
15. Blumenkohl mit Kichererbsen
16. Aubergine mit Kichererbsensalat
17. Hähnchen mit Blumenkohl
18. Bohnen-Eintopf mit Paprika
19. Schupfnudeln mit Kohl
20. Maissuppe mit Avocado
21. Reisnudelsuppe mit Koriander und Mini-Mais
22. Avocado-Koriander-Suppe
23. Wraps mit Lamm und Avocado
24. Süßkartoffelpfanne mit Radieschen
25. Hähnchen mit Couscous
26. Hühnchen-Salat-Tacos
27. Puten-Brokkoli-Salat
28. Paprika mit Käsefüllung
29. Würziger Linsentopf
30. Zucchinisuppe mit Kokos
31. Gnocchi mit Zucchini
32. Kräuteromelett
33. Glasnudeln mit Garnelen
34. Einfache Kürbissuppe
35. Feuriges Herbstcurry mit Kürbis
36. Ramen mit Hähnchen
37. Tagliatelle mit Spargel und Minze
38. Frikadelle mit Remoulade
39. Chili mit roter Bete

40. **Curry und Blumenkohlreis**
41. **Gefüllte Paprika mit Hack**
42. **Brokkoli-Auflauf mit Chilifäden**
43. **Hähnchen mit Zucchini-Nudeln**
44. **Pilzsuppe mit Ingwer**
45. **Süßkartoffelsuppe mit Ingwer**
46. **Rosenkohlpfanne mit Äpfeln**
47. **Asiatisches Curry-Hühnchen**
48. **Spinatspaghetti in Tomatensauce**
49. **Rotkohlrouladen mit Maronen**
50. **Mais-Suppe mit Tortilla-Chips**

Einfacher Tomatensalat

Keine Lust zu kochen, aber Lust auf gutes Essen? Dieser frische Salat ist da einfach die perfekte Lösung.

Aufwand

●○○○○

Schwierigkeit

●○○○○

Dauer: 10 min

Zutaten 1 Person

- Sesam
- Kürbiskerne
- Pistazien
- 1 rote Zwiebel
- 500 g Tomaten
- Koriander
- 200 g Babyleaf-Salat
- Knoblauch
- 15 ml Zitronensaft

Material

- 1 Messer
- 1 Schüssel
- 1 Pfanne

1. Du röstest in einer Pfanne ohne Öl den Sesam an.

2. Aus dem fettarmen Frischkäse kleine Bällchen formen und diese im Sesam rollen.

3. Für den Salat die restlichen Zutaten klein schneiden und mit Öl, Zitronensaft und Salz und Pfeffer abschmecken. Mit frischem Koriander garnieren.

Tipp

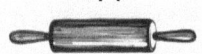

Du kannst den Frischkäse mit Chilipulver verfeinern, damit erhältst Du noch mehr Geschmack.

Nährwertangaben (pro Portion)

Energie	230 kcal
Fett	15 g
Kohlenhydrate	12 g
Eiweiß	11 g

Paprika-Salat

Dieser Salat ist eine echte Geschmacksbombe. Dank Apfelessig ideal für die Fettverbrennung.

Aufwand

●●○○○

Schwierigkeit

●○○○○

Dauer: 10 min

Zutaten 1 Person

- 2 Parikaschoten
- 1 rote Zwiebel
- 1 Knoblauchzehe
- 1 Petersilienstängel

- 50 g Feta
- 2 TL Apfelessig
- Etwas Honig
- 1 EL Olivenöl
- Salz und Pfeffer

Material

- 1 Messer
- 1 Schüssel

1. Hier schneidest Du einfach alle Zutaten bis auf die für das Dressing klein und vermengst diese inn einer großen Schüssel.

2. In einer Schale aus dem Essig, Öl, Honig, Salz und Pfeffer eine Sauce mischen.

3. Über das Gemüse geben.

Tipp

Am besten vor dem Servieren noch einige Minuten kaltstellen.

Nährwertangaben (pro Portion)

Energie	240 kcal
Fett	15 g
Kohlenhydrate	13 g
Eiweiß	9 g

Lachs mit Avocado-Salat

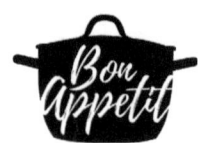

Die Avocado ist nicht nur ein Super-Food, sie ist auch lecker und hilft die Fettverbrennung anzukurbeln.

Aufwand

●●○○○

Schwierigkeit

●●○○○

Dauer: 15 min

Zutaten 1 Person
- 1 Gurke
- 1 Avocado
- Limettensaft
- 2 Lachsfilets
- Etwas Sesam
- 2 TL Sojasauce
- 1 TL Honig
- Koriander
- 2 TL Olivenöl

Material
- Messer
- 1 Pfanne
- 1 Schüssel

1. Für den Salat entkernst Du die Gurke und schneidest die Avocado klein – mit etwas Limettensaft beträufeln und nach Bedarf würzen.

2. Den Sesam ohne Fett anrösten und dann den Lachs in Öl von beiden Seiten anbraten.

3. Du mengst nun etwas Honig, Sojasauce und Olivenöl zusammen und gibst das Dressing an den Salat. Den Lachs dazugeben, den Sesam aufstreuen und mit Koriander garnieren.

Tipp

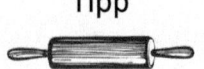

Den Salat kannst Du nach Belieben auch mit Blattsalat zubereiten.

Nährwertangaben (pro Portion)

Energie	640 kcal
Fett	54 g
Kohlenhydrate	12 g
Eiweiß	22 g

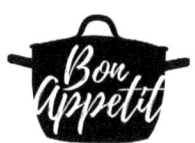

Salat mit Parmaschinken und Melone

Süß und salzig in Kombination ist genau Dein Ding? Dann kannst Du hier einen frischen Salat genießen, der in wenigen Minuten fertig ist.

Aufwand

●●○○○

Schwierigkeit

●○○○○

Dauer: 15 min

Zutaten 1 Person

- Macadamianüsse
- 150 g Honigmelone
- ½ Zwiebel
- 100 g gem. Salat
- 50 g fettarmer Joghurt
- 1 TL Honig
- 15 ml Zitronensaft
- 1 Scheibe Parmaschinken

Material

- 1 Messer
- 1 Schüssel
- 1 Pfanne

1. Du hackst und röstest die ungesalzenen Macadamianüsse (etwa eine Handvoll) in einer Pfanne ohne Öl.

3. Die Melone und den Salat in einer Schüssel anrichten.

4. Für das Dressing vermengst Du den Joghurt, Zitronensaft, Honig und Gewürze nach Belieben.

5. Dann das Dressing auf den Salat geben und den gezupften Parmaschinken zusammen mit den Nüssen darüberstreuen.

Tipp

Auch ungesalzene Pistazien oder Walnüsse passen hier sehr gut.

Nährwertangaben (pro Portion)

Energie	180 kcal
Fett	10 g
Kohlenhydrate	11 g
Eiweiß	8 g

Salat-Wraps

Verzichte bei dieser Wrap-Variante auf die Tortilla und ersetze sie mit frischem Blattsalat.

Aufwand

●●○○○

Schwierigkeit

●●○○○

Dauer: 15 min

Zutaten 2 Personen

- 200 g Möhren
- Frühlingszwiebeln
- Grüner Chili
- 1 EL Reisessig
- 300 g Hähnchen
- Paprikapulver
- 4 Blätter Kopfsalat
- 10 g Sesam
- Etwas Honig

Material

- 1 Messer
- 1 Pfanne
- 1 Schüssel

1. Brate das geschnittene Hähnchenfleisch in der Pfanne durch und würze es mit Paprikapulver, Salz und Pfeffer.

2. Aus dem grünen Chili, etwas Reisessig, Honig und einem Schuss Wasser mischt Du ein scharfes Dressing an.

3. Auf einem großen Salatblatt die Hähnchenstücke garnieren, mit den Salatzutaten und dem Dressing garnieren und zu einem Wrap rollen.

Tipp

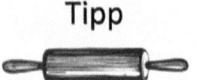

Den Sesam ohne Öl in einer Pfanne rösten.

Nährwertangaben (pro Portion)

Energie	410 kcal
Fett	24 g
Kohlenhydrate	13 g
Eiweiß	34 g

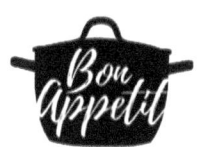

Gurkensalat mit Radieschen

Radieschen, Dill und Lauch sind perfekt für eine gute Verdauung – und der leckere Salat ist auch noch blitzschnell zubereitet.

Aufwand

●○○○○

Schwierigkeit

●○○○○

Dauer: 15 min

Zutaten 1 Person

- 1 Gurke
- 1 Lauchzwiebel
- 6 Radieschen
- 1/2 Zitrone
- 1 EL Joghurt
- Agavendicksaft
- 1 EL Olivenöl
- Salz, Pfeffer
- Frischer Dill

Material

- 1 Schüssel
- 1 Messer
- 1 Zitronenpresse

1. Für das Dressing vermengst Du den Joghurt mit etwas Zitronensaft, Olivenöl und einem Schuss Agavendicksaft. Nach Bedarf mit Salz und Pfeffer abschmecken.

2. Die Zutaten für den Salat kleinschneiden und mti dem Dressing anmachen. Am besten kalt genießen.

Tipp

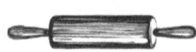

Das Ganze schmeckt auch sehr lecker zu Fisch.

Nährwertangaben (pro Portion)

Energie	130 kcal
Fett	8 g
Kohlenhydrate	11 g
Eiweiß	3 g

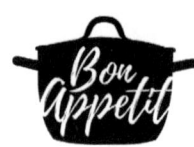

Mediterranes Paprikagemüse

Dieses Gericht eignet sich sehr gut als Hauptgang oder auch als Beilage.

Aufwand	Zutaten 1 Person		Material
●●○○○	• 2 Paprikaschoten	• 1 EL Olivenöl	• 1 Pfanne
Schwierigkeit	• 1 Zwiebel	• Rosmarin, getr.	• 1 Schüssel
●○○○○	• 2 Eier	• Basilikum, frisch	• 1 Messer
Dauer: 15 min	• 2 TL Kapern		

1. Du kochst die Eier nach Belieben hart und brätst die in Streifen geschnittene Paprika zusammen mit der Zwiebel in einer Pfanne heiß an.

2. Die geröstete Paprika mit Olivenöl und Honig sowie Rosmarin, Salz und Pfeffer abschmecken.

3. Alles zusammen mit den Kapern und frischem Basilikum servieren – fertig!

Tipp

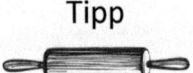

Schmeckt auch kalt noch richtig lecker – ideal als Salat zum Grillen.

Nährwertangaben (pro Portion)

Energie	260 kcal
Fett	20 g
Kohlenhydrate	14 g
Eiweiß	7 g

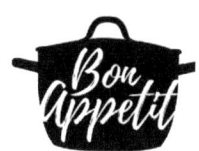

Quinoa-Salat mit Pistazien

Quinoa ist ein echter Sattmacher, und dieser Salat setzt auf ein Fatburner-Dressing mit Apfelessig und Chili.

Aufwand

●●○○○

Schwierigkeit

●○○○○

Dauer: 15 min

Zutaten 1 Person

- 100 g Quinoa
- 100 g Blumenkohl
- 40 g Pistazien
- ½ Granatapfel
- Petersilie
- Koriander/Chili
- 70 g Feta
- Apfelessig
- Agavendicksaft
- Zitronensaft

Material

- 1 Messer
- 1 Topf
- 1 Schüssel

1. Du bereitest die Quinoa nach Packungsanweisung zu. Den Blumenkohl sehr klein schneiden - oder Du raspelst ihn mit einem Gemüsehobel.

2. Alle anderen Zutaten nach Belieben schneiden und hacken und in einer großen Schüssel vermengen. Du kannst auch bereits ausgelöste Granatapfelkerne verwenden, statt sie selbst aus der Frucht zu entnehmen.

3. Für das Dressing vermengst Du etwas Apfelessig mit Agavendicksaft, einem Schuss Zitronensaft, Olivenöl und dem Chili (am besten Chilifäden nehmen). Alle Zutaten mit der fertigen Quinoa vermengen und genießen.

Tipp

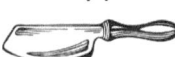

Eignet sich super zum Mitnehmen in einer Box zur Arbeit.

Nährwertangaben (pro Portion)

Energie	550 kcal
Fett	32 g
Kohlenhydrate	43 g
Eiweiß	17 g

Paprikapfanne mit Tomaten

Vegetarisch, kalorienarm und ideal für die Fettverbrennung – was wünscht man sich mehr!

Aufwand

●●○○○

Schwierigkeit

●○○○○

Dauer: 15 min

Zutaten 1 Person

- 200 g geröstete Paprika (Glas)
- 1 Zwiebel
- Knoblauch
- Chilischote
- 400 g Kirschtomaten
- Thymian
- 2 EL Tomatenmark

Material

- 1 Messer
- 1 Pfanne

1. Zuerst lässt Du die Paprika abtropfen und fängst 150 ml von Saft auf.

2. Eine große Pfanne erhitzen und die Zwiebeln mit der Chilischote und drei nur leicht angedrückten Knoblauchzehen anbraten. Etwas Tomatenmark zugeben und alles mit dem Saft der Paprika ablöschen.

3. Dann gibst du die halbierten Tomaten hinzu und schmeckst alles mit Thymian, Salz und Pfeffer ab. Für etwa fünf Minuten aufkochen lassen und als Beilage oder auch vegetarische Hauptspeise genießen.

Tipp

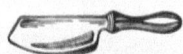

Du kannst etwas Zucker zugeben, um die Säure der Tomaten auszugleichen.

Nährwertangaben (pro Portion)

Energie	240 kcal
Fett	15 g
Kohlenhydrate	20 g
Eiweiß	5 g

Rote-Bete-Salat mit Granatapfelkernen

Dieser Salat stärkt die Abwehrkräfte und reguliert die Verdauung. Richtig schnell zubereitet ist er auch noch.

Aufwand

●●○○○

Schwierigkeit

●○○○○

Dauer: 15 min

Zutaten 1 Person

- 1 Schalotte
- 1 Birne
- 20 g Walnüsse
- 250 g rote Bete, gekocht
- Granatapfelkerne
- 1 TL Senf, Honig
- 20 g Kürbiskerne
- 50 g Fetakäse
- Schnittlauch
- 1 EL Olivenöl

Material

- 1 Messer
- 1 Schüssel
- 1 Pfanne

1. Schneide die rote Bete, Birne und Schalotte in mundgerechte Stücke. Vermische sie in der Schüssel mit den Granatapfelkernen, dem gebröckelten Fetakäse und dem gehackten Schnittlauch.

2. Für das Dressing mischst Du aus dem Honig, Senf und Öl eine Sauce, die Du nach Belieben mit Pfeffer und Salz abschmeckst. Gib die Kürbiskerne dazu.

3. Röste die Walnüsse ohne Öl in einer Pfanne an und mische alle Zutaten zu einem Salat zusammen.

Tipp

Am besten zu frischen Blattsalaten servieren.

Nährwertangaben (pro Portion)

Energie	320 kcal
Fett	20 g
Kohlenhydrate	22 g
Eiweiß	11 g

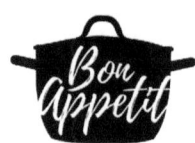

Gefüllte Süßkartoffeln

Hier musst Du wenig vorbereiten, und im Ofen kocht sich dieser Leckerbissen dann ganz von alleine.

Aufwand
●●○○○

Schwierigkeit
●○○○○

Dauer: 30 min

Zutaten 1 Person
- 2 Süßkartoffeln
- 200 g Kichererbsen
- Knoblauch
- Schalotte
- 100g Babyspinat
- Chilipulver
- 100 g Feta
- Olivenöl
- Meersalz

Material
- 1 Messer
- 1 Auflaufform
- 1 Gabel
- 1 Pfanne
- 1 Backblech

1. Für dieses Gericht heißt Du den Backofen auf 180 °C vor.

2. Die Kartoffeln halbierst Du und stichst mit einer Gabel mehrfach in das Fruchtfleisch.

3. Auf einem Blech für 25 Minuten backen.

4. In einer Pfanne dünstest Du die Schalotten und den Knoblauch mit den Kichererbsen an. Etwas Wasser und den Spinat zugeben und alles für fünf Minuten ziehen lassen. Mit Meersalz und Chilipulver abschmecken.

5. Zum Servieren über die gebackenen Kartoffelhälften geben und mit dem frischen Feta garnieren.

Tipp

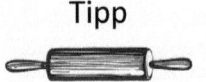

Die Füllung ist auch ein toller Salat zum Grillen.

Nährwertangaben (pro Portion)

Energie	630 kcal
Fett	28 g
Kohlenhydrate	72 g
Eiweiß	18 g

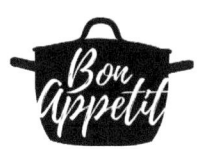

Putenschinken-Wraps mit Radieschen

Ein Salat-Wrap ist kalorienarm und schnell zubereitet. Mit ordentlich Chili gewürzt, wird die Verbrennung im Körper aktiviert.

Aufwand

●●○○○

Schwierigkeit

●○○○○

Dauer: 15 min

Zutaten 1 Person

- 4 große Salatblätter
- ½ Bund Radieschen
- Schnittlauch
- 60 g Frischkäse, fettarm
- 8 Scheiben Putenschinken
- 1 Chilischote

Material

- 1 Schüssel
- 1 Messer
- 1 Hobel

1. Als erstes wäschst und trocknest Du die Salatblätter. Für die Füllung vermengst Du dann den Frischkäse mit den gehobelten Radieschen, dem Schnittlauch und der Chilischote.

2. Lege je Wrap zwei Scheiben Putenschinken auf das Salatblatt und bestreiche es mit der Radieschenmasse. Mit Pfeffer und Salz abschmecken – einrollen und genießen.

Tipp

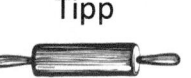

Die Wraps eignen sich sehr gut für die Lunchbox zum Mitnehmen.

Nährwertangaben (pro Wrap)

Energie	166 kcal
Fett	2 g
Kohlenhydrate	2 g
Eiweiß	8 g

Couscous-Gemüse

Dieses Couscous-Rezept eignet sich als vegetarische Hauptspeise oder als Beilage zu Fisch und Fleisch.

Aufwand

●●○○○

Schwierigkeit

●○○○○

Dauer: 15 min

Zutaten 1 Person

- 150 g Couscous
- Tomatenmark
- ½ Zucchini
- ½ Paprikaschote
- 1 Tomate
- Petersilie
- Etwas Joghurt
- Chiliflocken
- Paprikapulver
- Limettensaft

Material

- 1 Messer
- 1 Schale
- 1 Schüssel

1. Du bereitest den Couscous nach Anleitung zu und vermengst das Wasser in einer Schale mit etwas Tomatenmark.

2. Die restlichen Zutaten kleinschneiden und unter den fertigen Couscous heben. Das Tomatenmark mit vermischen. Mit den Gewürzen und einem Schuss Limettensaft abschmecken.

Tipp

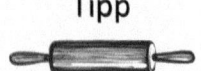

Passt super als Salat zum Grillen.

Nährwertangaben (pro Portion)

Energie	349 kcal
Fett	8 g
Kohlenhydrate	57 g
Eiweiß	12 g

Radicchiosalat mit Pfirsich

Frisch, fruchtig, leicht und lecker – einfach überzeugend!

Aufwand

●●○○○

Schwierigkeit

●○○○○

Dauer: 15 min

Zutaten 1 Person

- 20 Pinienkerne
- 1 Pfirsich
- Etwas Rucola
- 1/2 Radicchio
- 100 g Mozzarella
- 1 TL Honig, Senf
- 10 Kapern
- Basilikum
- Essig und Öl

Material

- 1 Messer
- 1 Schüssel
- 1 Pfanne

1. Du röstest die Pinienkerne ohne Öl in einer Pfanne an.

2. Aus dem Senf, Honig, etwas Öl und Balsamicoessig wird das Dressing angemacht.

3. Alle Zutaten kleinschneiden und zu einem fruchtigen Salat vermengen – fertig.

Tipp

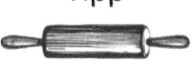

Statt der Pinienkerne kannst Du auch Sonnenblumen- oder Kürbiskerne verwenden.

Nährwertangaben (pro Portion)

Energie	308 kcal
Fett	25 g
Kohlenhydrate	9 g
Eiweiß	12 g

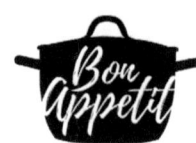

Blumenkohl mit Kichererbsen

Blumenkohl ist das ideale Herbstgemüse – dank Chiasamen purzeln die Pfunde leichter.

Aufwand

●●○○○

Schwierigkeit

●●○○○

Dauer: 15 min

Zutaten

- ½ Blumenkohl
- Chiasamen
- 50 ml Brühe
- Petersilie
- 2 Datteln
- 2 EL Joghurt
- Limettensaft
- 1 Dose Kichererbsen
- 100 g Zuckerschoten

Material

- 1 Schüssel
- 1 Pfanne
- 1 Messer

1. Für das Dressing vermengst Du den Joghurt, einen Schuss Limettensaft und etwas Petersilie mit Öl.

2. Den Blumenkohl brätst Du kurz in der Pfanne an und gießt ihn dann mit der Brühe auf – aufkochen lassen und zur Seite stellen.

3. Die restlichen Zutaten schneiden und roh vermengen – zusammen mit dem Blumenkohl servieren und die Chiasamen darüber streuen.

Tipp

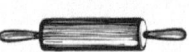

Das Gericht schmeckt richtig lecker zu frischem Fisch.

Nährwertangaben (pro Portion)

Energie	282 kcal
Fett	8 g
Kohlenhydrate	32 g
Eiweiß	14 g

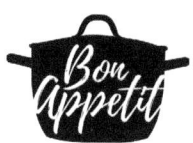

Aubergine mit Kichererbsen-Salat

Ganz einfach gemacht und mit leckeren Zutaten bereitet – Walnüsse sorgen für eine Portion extra Fettverbrennung.

Aufwand

●●○○○

Schwierigkeit

●●○○○

Dauer: 20 min

Zutaten 1 Person

- 1 Knoblauchzehe
- 1 Zitrone
- 1 TL Harissapaste
- 1 Aubergine
- Sesam
- Walnüsse
- ½ Dose Kichererbsen
- Minze/Chili
- 150 g Joghurt

Material

- 1 Messer
- 1 Backblech
- 1 Schüssel

1. Du mengst den gepressten Knoblauch, etwas Harissapaste, einen Schuss Öl und Zitronensaft zusammen.

2. Die Aubergine wird halbiert und in Rauten eingeschnitten. Die Oberseite mit der Marinade bestreichen und für 20 Minuten bei 200 °C backen.

3. Aus dem Joghurt und etwas Harissapaste mit frischem Chili ein Dressing angmengen.

4. Die Kichererbsen mit Minze und Walnüssen zu einem kleinen Salat vermengen. Alles zusammen genießen.

Tipp

Den Salat mit etwas Sesamöl verfeinern.

Nährwertangaben (pro Portion)

Energie	550 kcal
Fett	39 g
Kohlenhydrate	29 g
Eiweiß	13 g

Hähnchen mit Blumenkohl

Lust auf Gyros, aber nicht auf die Kalorienbombe? Dann ist dieses Rezept eine tolle Alternative.

Aufwand	**Zutaten 1 Person**		**Material**

Aufwand

●●○○○

Schwierigkeit

●●○○○

Dauer: 20 min

Zutaten 1 Person

- 150 g Tzaziki (light)
- 300 g Blumenkohl
- 1 rote Zwiebel
- 150 g Tomaten
- 300 g Hähnchenfilet
- Paprikapulver/ Chili
- ½ Dose Kichererbsen

Material

- 1 Messer
- 1 Pfanne
- 1 Schüssel

1. Du marinierst das in Streifen geschnittene Fleisch in Öl, Paprikapulver und Chilipulver.

2. Den klein geschnittenen Blumenkohl mit Olivenöl, Paprikapulver, Chilipulver und Knoblauch für sechs Minuten anbraten.

3. Dann brätst Du die Hähnchenfilets in derselben Pfanne an und vermengst anschließend alles mit den restlichen Zutaten.

4. Serviere das Huhn mit dem Tzaziki.

Tipp

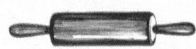

Schmeckt auch ohne Hühnchen richtig lecker.

Nährwertangaben (pro Portion)

Energie	570 kcal
Fett	31 g
Kohlenhydrate	22 g
Eiweiß	46 g

Bohnen-Eintopf mit Paprika

Dieser Veggi-Topf setzt auf wenige Kalorien und viel Vitamin C. Perfekt für die kalten Tage.

Aufwand

●●○○○

Schwierigkeit

●●○○○

Dauer: 20 min

Zutaten 1 Person

- 1 Zwiebel
- Knoblauch
- 1 Paprikaschote
- 1 Dose weiße Bohnen
- 100 ml Weißwein
- 1 Dose Tomaten
- Agavendicksaft
- Petersilie, frisch

Material

- 1 Topf
- 1 Messer

1. In einem Topf dünstest Du die gehackten Zwiebeln und Knoblauch leicht an. Anschließend mit dem Weißwein ablöschen und kurz köcheln lassen.

2. Dann einfach die restlichen Zutaten zugeben und alles für 15 Minuten kochen lassen. Mit Agavendicksaft und Gewürzen nach Wahl abschmecken. Mit der gehackten Petersilie garnieren.

Tipp

Schmecke die Suppe mit roter Currypaste ab, wenn Du es gerne scharf genießen möchtest.

Nährwertangaben (pro Portion)

Energie	322 kcal
Fett	11 g
Kohlenhydrate	38 g
Eiweiß	14 g

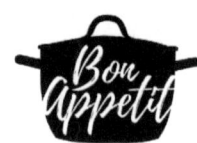

Schupfnudeln mit Kohl

Kohl regt die Verdauung aktiv an und hilft bei der Fettverbrennung. Spitzkohl liefert außerdem jede Menge Vitamin C.

Aufwand

●●○○○

Schwierigkeit

●●○○○

Dauer: 20 min

Zutaten 1 Person

- 1 rote Zwiebel
- ½ Spitzkohl
- Frischer Thymian
- Weißweinessig
- 250 g weiche Schupfnudeln
- 1 TL Butter
- 30 ml Apfelsaft

Material

- 1 Messer
- 1 Pfanne

1. Zu Beginn dünstest Du die Zwiebeln und den Kohl in etwas Butter in einer großen Pfanne an.

2. Lösche alles mit dem Apfelsaft und etwas Weißweinessig ab und gib ein paar Thymianzweige zu. Etwa fünf Minuten kochen lassen, würzen und zur Seite stellen.

3. In derselben Pfanne die Nudeln mit ein wenig Butter goldbraun braten und alles zusammen servieren.

Tipp

Der Kohl ist auch eine sehr gute Beilage zu Fisch oder Fleisch.

Nährwertangaben (pro Portion)

Energie	250 kcal
Fett	5 g
Kohlenhydrate	43 g
Eiweiß	6 g

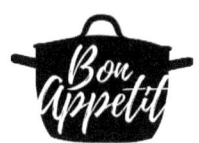

Maissuppe mit Avocado

Diese asiatische Gemüsesuppe ist schnell zubereitet und sehr sättigend.

Aufwand

●○○○○

Schwierigkeit

●○○○○

Dauer: 20 min

Zutaten 1 Person

- 1 Zwiebel
- 250 g Mais
- 50 g Quinoa
- 350 ml Brühe
- 1 Avocado
- 100 g Ziegenkäse
- Koriander
- 15 ml Limettensaft
- Etwas Chilipulver

Material

- 1 Messer
- 1 Topf

1. Zuerst die Zwiebel im Topf leicht anbraten und dann mit der Brühe abgießen. Gib den abgetropften Mais aus der Dose und das Quinoa hinzu und lass die Suppe etwa zehn Minuten köcheln.

2. Aus der Avocado, dem Ziegenkäse und dem Koriander eine Suppeneinlage mengen. Mit Limettensaft abschmecken.

3. Den Avocadosalat in die Suppe geben und mit etwas Chilipulver verfeinern.

Tipp

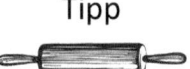

Du kannst den Ziegenkäse auch durch Ricotta ersetzen.

Nährwertangaben (pro Portion)

Energie	389 kcal
Fett	13 g
Kohlenhydrate	50 g
Eiweiß	17 g

Reisnudelsuppe mit Koriander und Mini-Mais

Die asiatische Küche überzeugt mit leichten Rezepten voll gesunder Zutaten – und hier ist der Beweis.

Aufwand

●●○○○

Schwierigkeit

●○○○○

Dauer: 20 min

Zutaten 1 Person

- 120 g Hähnchenbrust
- 1 Chilischote
- Koriander
- 300 ml Brühe
- 80 g Reisnudeln
- 50 g Baby-Mais
- 10 ml Limettensaft
- 1 TL helle Sojasauce

Material

- 1 Messer
- 2 Töpfe
- 1 Pfanne

1. Zu Beginn brätst Du das Hähnchenfleisch an und stellst es zur Seite.

2. Dann kochst Du die Brühe auf und legt das Fleisch ein – koche es, bis es gar ist.

3. Parallel koche die Reisnudeln nach Packungshinweis.

4. Zum Servieren den Mais zugeben, mit Limettensaft und Sojasauce abschmecken und mit dem Chili und Koriander garnieren.

Tipp

Ein Ei ist eine passende Einlage in dieser Suppe.

Nährwertangaben (pro Portion)

Energie	263 kcal
Fett	6 g
Kohlenhydrate	35 g
Eiweiß	17 g

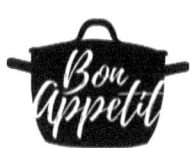

Avocado-Koriander-Suppe

Diese Suppe mit Avocado, Ingwer und Zimt kombiniert eine Reihe von Fatburner-Lebensmitteln.

Aufwand

●●○○○

Schwierigkeit

●●○○○

Dauer: 20 min

Zutaten 1 Person

- 1 Zwiebel
- Ingwer
- Chili/Zimt
- Zitronengras
- 400 ml Brühe
- 2 TL Fischsauce
- Avocado
- Koriander
- 20 ml Limettensaft

Material

- 1 Messer
- 1 Schüssel
- 1 Topf

1. Du brätst die Zwiebeln und den Ingwer im Topf leicht an. Mit der Brühe ablöschen und die Fischsauce zugeben.

2. Die Suppe mit den Gewürzen abschmecken. Mische aus der Avocado, etwas Limettensaft und dem Koriander eine Salsa und gib sie vor dem Servieren in die Brühe.

Tipp

Funktioniert mit Fleisch- und Gemüsebrühe.

Nährwertangaben (pro Portion)

Energie	260 kcal
Fett	20 g
Kohlenhydrate	5 g
Eiweiß	14 g

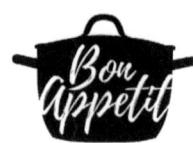

Wraps mit Lamm und Avocado

Dieses Rezept stammt aus der eurasischen Küche und überzeugt mit hochwertigem Fleisch und viel Geschmack.

Aufwand

●●○○○

Schwierigkeit

●●○○○

Dauer: 20 min

Zutaten 2 Wraps

- 2 Tomaten
- 2 Blätter Eisbergsalat
- 80 g Dosenmais
- Zitronensaft
- 2 Lammfilets
- 2 Tortillas
- Etwas Mayonnaise
- Koriander

Material

- 1 Messer
- 1 Pfanne
- 1 Schüssel

1. Du brätst das Lamm von beiden Seiten für gute fünf Minuten an, bis es leicht rosa ist.

2. Alle anderen Zutaten roh verarbeiten und kleingeschnitten zu einer Salsa vermengen. Nach Belieben würzen.

3. Das Fleisch und die Salsa gleichmäßig auf den Wraps garnieren und diese einrollen.

Tipp

Wraps kann man sehr gut unterwegs essen – mit den Händen!

Nährwertangaben (pro Portion)

Energie	752 kcal
Fett	42 g
Kohlenhydrate	25 g
Eiweiß	68 g

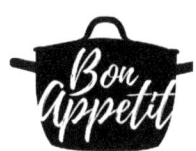

Süßkartoffelpfanne mit Radieschen

Diese Süßkartoffelpfanne überzeugt mit vielen Aromen und einer einfachen Zubereitung.

Zutaten 1 Person

Aufwand

●●○○○

Schwierigkeit

●●○○○

Dauer: 20 min

- 400 g Süßkartoffeln
- Ingwer
- 1 Bund Radieschen
- 10 g Kümmel
- Granatapfelkerne
- 2 TL Sesam
- 10 ml Limettensaft
- Frischer Koriander
- Gewürze

Material

- 1 Messer
- 2 Pfannen

1. Du gibst Ingwer, etwas Sesam und etwas Kreuzkümmel in die Pfanne und röstest alles kurz ohne Öl an.

2. Die Süßkartoffel wird geschält und in kleine Würfel geschnitten. Diese gibst Du in eine andere Pfanne und dünstest alles in etwas Öl für etwa zehn Minuten.

3. Die Kartoffeln mit einem Schuss Limettensaft ablöschen und den frischen Koriander sowie die Ingwer-Sesam-Kümmelmischung dazugeben. Alles zusammen mit den geschnittenen Radieschen und einer Handvoll Granatapfelkernen servieren.

Tipp

Je kleiner Du die Würfel schneidest, umso schneller sind sie gar.

Nährwertangaben (pro Portion)

Energie	272 kcal
Fett	1 g
Kohlenhydrate	50 g
Eiweiß	5 g

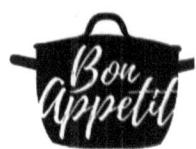

Hähnchen mit Couscous

Das Rezept verzichtet auf komplizierte Zutaten und ist in Windeseile fertig. Das grüne Gemüse regt den Stoffwechsel an und ist richtig lecker.

Aufwand

●●○○○

Schwierigkeit

●●○○○

Dauer: 20 min

Zutaten 1 Person

- 200 g Hähnchen
- 1 Möhre
- 1 Stange Lauch
- 100 g Brokkoli
- ½ Zucchini
- 150 g Couscous
- Etwas Sesam

Material

- 1 Messer
- 1 Pfanne
- 1 Topf
- 1 Schüssel
- 1 Raspel

1. Du wäschst und schneidest den Brokkoli und kochst diesen für fünf Minuten in Salzwasser gar.

2. Das Hähnchenfleisch würfeln und in einer Pfanne zusammen mit etwas Sesam und dem Lauch anbraten.

3. Die Zucchini und die Möhre kleinschneiden oder raspeln und mit Öl und Gewürzen vermengen.

4. Den Couscous nach Vorgabe zubereiten.

5. Anschließend gibst Du alle Zutaten in die Pfanne und erwärmst sie zusammen. Mit Salz und Pfeffer abschmecken.

Tipp

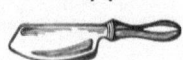

Schmeckt auch lecker ohne Hühnchen und stattdessen als Salat serviert.

Nährwertangaben (pro Portion)

Energie	535 kcal
Fett	10 g
Kohlenhydrate	50 g
Eiweiß	50 g

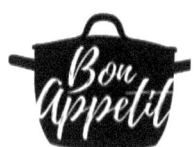

Hühnchen-Salat-Tacos

Die Bitterstoffe aus dem Radicchio regen die Verdauung an und das Hühnchen ist ein gesunder Sattmacher – eine tolle Wahl für jeden Tag.

Aufwand

●●○○○

Schwierigkeit

●●○○○

Dauer: 20 min

Zutaten 1 Person

- 150 g Hühnchen
- 1 Möhre
- 1 Tomate
- ½ Zwiebel
- Etwas Petersilie

- Chiliflocken
- 100 g Joghurt, fettarm
- 10 ml Zitronensaft
- 4 Radicchioblätter

Material

- 1 Messer
- 1 Pfanne
- 1 Schüssel
- 1 Gabel

1. Du brätst das Hähnchen in der Pfanne durch und zupfst das gare Fleisch mit der Gabel auseinander. Mit Chiliflocken und Petersilie abschmecken.

2. Mische das Fleisch unter den Joghurt und schneide die Tomaten, Möhren und Zwiebeln roh dazu. Alles mit Gewürzen nach Bedarf abschmecken.

3. Die Füllung in die Radicchioblätter geben und mit frischen Kräutern garnieren.

Tipp

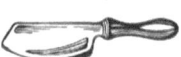

Eignet sich auch super als klassische Wrap-Füllung für echte Vollkorntortilla.

Nährwertangaben (pro Taco)

Energie	198 kcal
Fett	9 g
Kohlenhydrate	6 g
Eiweiß	22 g

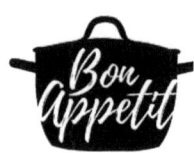

Puten-Brokkoli-Salat

Einfacher lässt sich ein Mittagessen kaum zaubern – in 20 Minuten fertig und sehr gesund und lecker.

Aufwand	**Zutaten 1 Person**	**Material**

Aufwand
●●○○○

Schwierigkeit
●●○○○

Dauer: 20 min

Zutaten 1 Person
- 300 g Putenbrust
- 400 g Brokkoli
- 1 Zitrone
- 1 Knoblauchzehe
- 1 Stängel Petersilie
- 15 g Sesam
- 15 g Chiasamen

Material
- 1 Pfanne
- 1 Messer
- 1 Topf

1. Zuerst schneidest Du die Putenbrust in Streifen und brätst diese von allen Seiten goldbraun.

2. Den Brokkoli in Salzwasser garen und zu dem Fleisch in die Pfanne geben. Die Mischung mit der gehackten Petersilie, frischem Knoblauch und dem Zitronensaft abschmecken. Nach Belieben würzen und mit dem Sesam und den Chiasamen garnieren.

Tipp

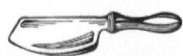

Schmecke die Putenbrust mit etwas Honig ab, wenn Du einen süßlichen Geschmack bevorzugst.

Nährwertangaben (pro Portion)

Energie	250 kcal
Fett	7 g
Kohlenhydrate	5 g
Eiweiß	42 g

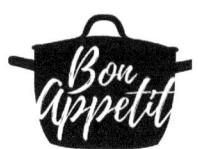

Paprika mit Käsefüllung

Körniger Frischkäse ist gut für die Verdauung und das Currypulver regt den Stoffwechsel an.

Zutaten 1 Person

Aufwand

●●○○○

Schwierigkeit

●●○○○

Dauer: 20 min

- 1 rote Zwiebel
- 10 ml Zitronensaft
- 80 g körniger Frischkäse
- 80 g Magerquark
- Currypulver
- Cayennepfeffer
- 4 Paprikaschoten
- Etwas Dill
- 20 g Pinienkerne

Material

- 1 Messer
- 1Schüssel
- 1 Pfanne
- 1 Löffel

1. Du rührst aus dem Frischkäse, der Zwiebel, dem Quark, dem Dill und etwas Zitronensaft die Füllung an. Diese wird mit Dill, Currypulver und Cayennepfeffer abgeschmeckt.

2. Die Pinienkerne in der Pfanne ohne Öl rösten – die Mischung in die halbierten und entkernten Paprikaschoten füllen und die Pinienkerne aufstreuen.

Tipp

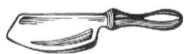

Die Pinienkerne kannst Du gut durch Walnüsse ersetzen.

Nährwertangaben (pro Portion)

Energie	140 kcal
Fett	4 g
Kohlenhydrate	12 g
Eiweiß	13 g

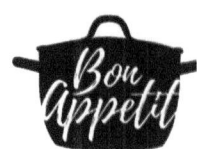

Würziger Linsentopf

Gutes, pflanzliches Eiweiß und reichlich Ballaststoffe machen dieses Gericht zu einem leckeren Sattmacher.

Aufwand
●●○○○

Schwierigkeit
●●○○○

Dauer: 20 min

Zutaten 1 Person
- 1 Knoblauchzehe
- Ingwer/Zwiebel
- 100 g rote Linsen
- Currypulver
- 350 ml Brühe
- 150 fettarmer Joghurt
- 10 ml Zitronensaft
- Chilischote
- 150 g Tofu

Material
- 1 Messer
- 1 Topf
- 1 Schüssel

1. Zuerst brätst Du den Knoblauch in etwas Ingwer im Topf glasig. Die Linsen und etwas Currypulver zugegen und mit der Brühe für zehn Minuten garen lassen.

2. In einer Schüssel den Joghurt mit Zitronensaft, frischem Chili, Pfeffer und Salz abschmecken. Den Tofu in Würfel schneiden und nach Wunsch in der Pfanne anbraten oder roh genießen.

3. Alles zusammenmengen und warm genießen.

Tipp

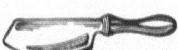

Die Samen der Chilischote sind besonders scharf.

Nährwertangaben (pro Portion)

Energie	358 kcal
Fett	12 g
Kohlenhydrate	32 g
Eiweiß	28 g

Zucchinisuppe mit Kokos

Eine leichte, grüne Suppe mit viel Geschmack und hochwertigen Fatburner-Zutaten.

Aufwand

●●○○○

Schwierigkeit

●●○○○

Dauer: 20 min

Zutaten 1 Person

- ½ Zucchini
- 100 g Broccoli
- Ingwer/Minze
- 300 ml Brühe
- 100 ml Kokosmilch

- 20 g Joghurt
- Kürbiskerne
- Chiasamen
- Leinsamen
- 1 Pellkartoffel

Material

- 1 Messer
- 1 Topf
- 1 Mixer

1. Die Zucchini, den Broccoli und den Ingwer brätst Du im Topf kurz an und füllst das Gemüse dann mit der Brühe auf und gibst die Kartoffel dazu – alles für zehn Minuten kochen lassen.

2. Die Suppe zusammen mit etwas Minze und der ungesüßten Kokosmilch pürieren. Nach Belieben abschmecken und zum Servieren etwas Sahne, Kürbiskerne und Leinsamen zugeben.

Tipp

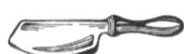

Den Joghurt mit Chilipulver mischen: Dann hast Du noch mehr Geschmack.

Nährwertangaben (pro Portion)

Energie	255 kcal
Fett	20 g
Kohlenhydrate	10 g
Eiweiß	8 g

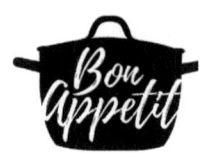

Gnocchi mit Zucchini

Dieses mediterrane Gericht überzeugt mit viel Geschmack und wenige Kalorien.

Aufwand

●●○○○

Schwierigkeit

●●○○○

Dauer: 20 min

Zutaten 1 Person

- 400 g Zucchini
- 300 g Gnocci
- 8 Kirschtomaten
- Petersilie
- 200 ml Brühe
- Parmesan
- 2 TL Olivenöl
- Gewürze nach Belieben

Material

- 1 Pfanne
- 1 Topf
- 1 Messer

1. Schneide die Zucchini zuerst in sehr feine Scheiben. Die Gnocchi nach Anleitung im Topf garen.

2. Brate dann die Zucchini bei hoher Hitze kurz an und lösche sie mit der Brühe ab. Die Tomaten und Gewürze nach Wahl zugeben. Kurz einkochen lassen und dann auch die Gnocchi hinzufügen. Alles gut vermengen.

3. Zum Servieren mit Parmesankäse bestreuen.

Tipp

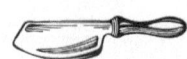

Schmeckt auch als kalter Salat zu Fleisch sehr gut.

Nährwertangaben (pro Portion)

Energie	386 kcal
Fett	19 g
Kohlenhydrate	136 g
Eiweiß	15 g

Kräuteromelett

Ein frisches Omelett ist nicht nur zum Frühstück eine gute Wahl.

Aufwand

●●○○○

Schwierigkeit

●●○○○

Dauer: 20 min

Zutaten 1 Person

- ½ Gurke
- 50 g Räucherlachs
- Kresse
- Etwas Dill
- 3 Eier
- 10 ml Mineralwasser
- 40 g Kefir
- 2 TL Olivenöl

Material

- 1 Messer
- 1 Pfanne
- 1 Schüssel

1. Für das Omelette vermengst Du die Eier, den Kefir, etwas Mineralwasser und frischen Dill. In der Pfanne bei geringer Hitze ausbacken.

2. Entkerne die Gurke und schneide sie klein. Vermenge sie mit dem gewürfelten Lachs, viel frischer Kresse und etwas Olivenöl – nach Belieben würzen und zum Omelett servieren.

Tipp

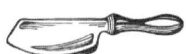

Das Ganze schmeckt auch kalt noch richtig lecker.

Nährwertangaben (pro Portion)

Energie	270 kcal
Fett	20 g
Kohlenhydrate	6 g
Eiweiß	16 g

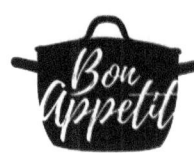

Glasnudeln mit Garnelen

In nur 20 Minuten kannst Du ein leichtes Nudelgericht mit Garnelen zaubern. Chili und Koriander regen Deinen Stoffwechseln an und bringen viel Geschmack.

Aufwand
●●○○○

Schwierigkeit
●●○○○

Dauer: 20 min

Zutaten 1 Person

- 250 g Glasnudeln
- 100 g Garnelen
- Koriander/Chili
- 200 g Keniabohnen
- Zimt
- 70 ml Brühe
- 100 ml Kokosmilch
- 20 ml Maracujasaft

Material

- 1 Messer
- 1 Topf
- 1 Messer

1. Du brätst zuerst die essfertigen Garnelen mit Chili, Salz und Pfeffer in einer großen Pfanne an. Würze sie nach Belieben und gieße sie mit der Brühe, der Kokosmilch und dem Maracujasaft auf. Alles für knapp zehn Minuten leicht köcheln lassen

2. Die Bohnen separat in Salzwasser für fünf Minuten kochen. Kurz die Glasnudeln zugeben und weichkochen. Alles zusammen anrichten.

Tipp

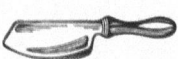

Die Garnelen mit Cayennepfeffer abschmecken, wenn Du es feurig magst.

Nährwertangaben (pro Portion)

Energie	244 kcal
Fett	15 g
Kohlenhydrate	9 g
Eiweiß	415g

Einfache Kürbissuppe

Diese Suppe mit Chili kurbelt die Fettverbrennung an und ist richtig schmackhaft. Dazu ist sie kalorienarm und einfach zubereitet – die perfekte Kombination.

Aufwand

●●○○○

Schwierigkeit

●●○○○

Dauer: 30 min

Zutaten 2 Personen

- 1 große Zwiebel
- Knoblauch/Chili
- 700 g Hokkaidokürbis
- 75 ml O-Saft
- TL Brühe
- 15 g Kürbiscreme
- 50 g Creme fraiche
- 50 g Sahne

Material

- 1 Messer
- 1 Topf
- 1 Mixer

1. Du schneidest das Fruchtfleisch aus dem Kürbis und hackst die Zwiebeln, eine Knoblauchzehe und eine Chilischote klein. Alles in einem Topf in etwas Öl kurz andünsten und dann mit 700 ml Wasser und dem Orangensaft ablöschen.

2. Nun gibst Du die Brühe, die Kürbiscreme und Gewürze nach Geschmack zu. Etwa 20 Minuten bei leichter Hitze kochen lassen. Anschließend Sahne zugeben und alles pürieren und mit einem Schuss Crème fraiche servieren.

Tipp

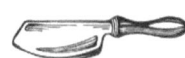

Schmecke die Suppe mit ein kleinen wenig Honig ab.

Nährwertangaben (pro Portion)

Energie	290 kcal
Fett	17 g
Kohlenhydrate	26 g
Eiweiß	6 g

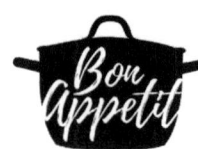

Feuriges Herbstcurry mit Kürbis

Das perfekte Rezept für die kalten Tage. Dieses Curry ist vegetarisch, geschmacksintensiv und leicht zuzubereiten.

Aufwand

●●○○○

Schwierigkeit

●○○○○

Dauer: 30 min

Zutaten 2 Personen

- 1 Zwiebel
- 1 Ingwer
- Knoblauch
- 500 g Hokkaidokürbis
- 150 g Blumenkohl
- 200g Kichererbsen
- Currypulver
- Currypaste
- 120 ml Kokosmilch

Material

- 1 Messer
- 1 Topf

1. Du wäschst und schneidest alle Zutaten. Den Knoblauch, die Zwiebeln und den Ingwer zuerst im Topf leicht andünsten. Dann gibst Du die Currypaste, das Pulver und den Kürbis hinzu – etwa drei Minuten anschwitzen lassen.

2. Mit 400 ml Wasser und der ungesüßten Kokosmilch ablöschen. Dann gibst Du 30 ml Brühe hinzu und lässt alles etwa 25 Minuten kochen. Kurz vor Ende der Garzeit die Kichererbsen aus der Dose zugeben.

3. Zu Fisch oder Fleisch servieren oder so genießen.

Tipp

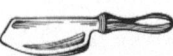

Schmeckt auch lecker mit Rucola garniert.

Nährwertangaben (pro Portion)

Energie	370 kcal
Fett	23 g
Kohlenhydrate	29 g
Eiweiß	8 g

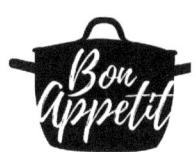

Ramen mit Hähnchen

Dieser asiatische Klassiker überzeugt mit viel Geschmack und kurbelt die Verdauung an.

Aufwand

●●○○○

Schwierigkeit

●○○○○

Dauer: 30 min

Zutaten 1 Person

- 1 Lauchzwiebel
- Knoblauch/Ingwer
- 60 ml Reiswein
- 2 TL Misopaste
- 2 TL Sojasauce
- Chilisauce
- 2 Hähnchenkeulen
- 180 g Broccoli
- 200 g Rahmen
- 500 ml Brühe

Material

- 1 Messer
- 1 Pfanne
- 1 Topf
- 1 Schüssel

1. Du rührst aus der Lauchzwiebel, dem Knoblauch, etwas Ingwer, der Misopaste, der Sojasauce, dem Reiswein und der Chilisauce eine Marinade für das Hühnchen an.

2. Die Hähnchenkeulen durchbraten und anschließend das Fleisch vom Knochen nehmen und kleinzupfen. Erneut in die Pfanne geben und mit der Marinade ablöschen. Alles für einige Minuten aufkochen lassen.

3. Den Broccoli kurz blanchieren, anschließend die Nudeln nach Belieben weichkochen.

4. Alles zusammen in einer Schüssel anrichten und mit der Brühe auffüllen.

Tipp

Die Hähnchenhaut nicht mitbraten, um Kalorien zu sparen.

Nährwertangaben (pro Portion)	
Energie	550 kcal
Fett	11 g
Kohlenhydrate	74 g
Eiweiß	31 g

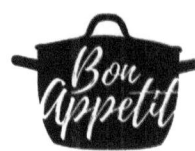

Tagliatelle mit Spargel und Minze

Leckere Low-Carb-Pasta mit frischem Minzpesto.

Aufwand

●●○○○

Schwierigkeit

●●○○○

Dauer: 30 min

Zutaten 1 Person

- Minze
- Zitronensaft
- Pinienkerne
- 6 Stangen Spargel
- Parmesan
- Pasta nach Wahl

Material

- 1 Messer
- 1 Topf
- 1 Mixer

1. Für das Pesto mischst Du eine Handvoll Pinienkerne, etwas Minze, einen Schuss Zitronensaft und etwas Olivenöl zu einer Paste. Mit Pfeffer und Salz abschmecken.

2. Den Spargel in feine Streifen schneiden und roh mit dem Pesto vermengen – zu Deiner Lieblingspasta servieren!

Tipp

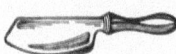

Das Pesto kannst Du für ein ungewöhnlich süßes Geschmackserlebnis nach Belieben mit Honig abschmecken.

Nährwertangaben (pro Portion)

Energie	258 kcal
Fett	19 g
Kohlenhydrate	12 g
Eiweiß	10 g

Frikadelle mit Remoulade

Nahezu keine Kohlenhydrate dafür jede Menge Geschmack – dank Thymian und Gewürzgurke wird die Verdauung reguliert.

Aufwand

●●○○○

Schwierigkeit

●●○○○

Dauer: 30 min

Zutaten 1 Person

- 300 g Hackfleisch
- Rosmarin
- Thymian
- 1 TL Mayonnaise
- 20 ml saure Sahne
- Petersilie
- 1 Tomate
- 2 Gewürzgurken
- 1 Zwiebel
- Salatblätter

Material

- 1 Pfanne
- 1 Schüssel

1. Das Hack einfach mit Salz und Pfeffer würzen und ein wenig Öl zugeben. Forme vier Pattys und brate diese in ein wenig Öl durch.

2. Die Remoulade aus der fettarmen Mayonnaise und einem Schuss saurer Sahne anrühren. Mit Petersilie, Thymian und Rosmarin abschmecken.

3. Die restlichen Zutaten als Salat anrichten und die Frikadelle mit der Remoulade dazu genießen.

Tipp

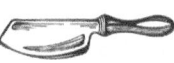

Mit Kresse garnieren – schmeckt gut und sieht gut aus!

Nährwertangaben (pro Portion)

Energie	550 kcal
Fett	39 g
Kohlenhydrate	4 g
Eiweiß	43 g

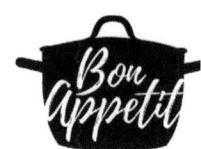

Chili mit roter Bete

Dieses scharfe Gericht bringt ordentlich Feuer in die Verdauung und est auch noch ganz einfach zubereitet.

Aufwand

●●○○○

Schwierigkeit

●●○○○

Dauer: 30 min

Zutaten 1 Person

- Zwiebel/Lauch
- Knoblauch
- 100 g Kürbis
- 100 g rote Bete
- 250 g Hack

- Chilipulver
- Dose Tomaten
- Brühe
- Balsamicoessig
- Chilischoten

Material

- 1 Messer
- 1 Topf

1. Du schneidest alle Zutaten klein und schwitzt zuerst in einem großen Topf Knoblauch, Zwiebeln und Lauch an. Danach das Fleisch mit darin anbraten und alles zur Seite stellen.

2. Im selben Topf brätst Du den Kürbis an. Anschließend alle anderen Zutaten zugeben und mit 200 ml Wasser aufkochen lassen. Etwa 25 Minuten kochen lassen. Mit frischer Chilischote garnieren.

Tipp

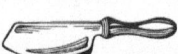

Richtig lecker schmeckt das Chili zu Fladenbrot.

Nährwertangaben (pro Portion)

Energie	380 kcal
Fett	21 g
Kohlenhydrate	16 g
Eiweiß	29 g

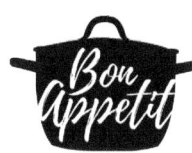

Curry und Blumenkohlreis

Ein gutes Curry ist zu jeder Jahreszeit lecker und es hilft dabei ordentlich Kalorien zu verbrennen.

Zutaten 1 Person

Aufwand		Material
●●○○○		

Aufwand

●●○○○

Schwierigkeit

●●○○○

Dauer: 20 min

- 200 g Hühnchen
- 100 g Süßkartoffel
- 400 ml Kokosmilch
- Currypulver

- ½ Blumenkohl
- Fertiger Rohkostsalat
- Honig
- Limettensaft

Material

- 1 Messer
- 1 Pfanne
- 1 Mixer

1. Den Blumenkohl zerkleinerst Du im Mixer und brätst ihn danach kurz an – nach Belieben abschmecken.

2. Das Hähnchen würzen und auch scharf anbraten. Die gewürfelte Süßkartoffel zugeben und alles mit Kokosmilch ablöschen. Du fügst danach noch Currypulver zu und lässt alles für ca. 15 leicht köcheln.

3. Aus etwas Honig und Limettensaft mit Öl ein Dressing mixen und alles zusammen mit Rohkostsalat anrichten.

Tipp

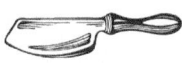

Blumenkohlreis kann man auch gut kalt genießen.

Nährwertangaben (pro Portion)

Energie	258 kcal
Fett	7 g
Kohlenhydrate	36 g
Eiweiß	7 g

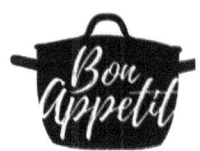

Gefüllte Paprika mit Hack

Dieses Gericht setzt mit Ingwer und Chili auf zwei klassische Fatburner.

Aufwand

●●○○○

Schwierigkeit

●●○○○

Dauer: 30 min

Zutaten 1 Person

- 2 Paprika
- 4 Tomaten
- Chilischote
- Ingwer/Knoblauch
- 250 g Hack
- 50 ml Tomatensaft
- 50 g Feta
- Getr. Kräuter
- Lauchzwiebel

Material

- 1 Messer
- 1 Pfanne
- 1 Ofenform

1. Du brätst Chili, Ingwer und Knoblauch in einer Pfanne leicht an und gibst das Hack dazu.

2. In einer Ofenform die halbierten Paprika platzieren und die geschnittenen Tomaten dazulegen.

3. Gib den Tomatensaft und etwas Brühe zu den Paprika. Die Hackmischung in die Paprika geben und etwas Feta aufstreuen. Mit getrockneten Kräutern nach Belieben würzen.

4. Im Ofen bei 200 °C für 20 Minuten backen.

5. Zum Servieren gib frische Lauchzwiebeln dazu.

Tipp

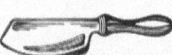

Eignet sich gut für eine vegetarische Variante mit Sojahack.

Nährwertangaben (pro Portion)

Energie	470 kcal
Fett	27 g
Kohlenhydrate	27 g
Eiweiß	41 g

Brokkoli-Auflauf mit Chilifäden

Ein guter Auflauf ist immer die richtige Wahl. Dieses Rezept überzeugt mit wenigen Kohlenhydraten und viel Geschmack.

Aufwand

●●○○○

Schwierigkeit

●●○○○

Dauer: 30 min

Zutaten

- 250 g Broccoli
- Knoblauch
- 20 g Parmesan
- 20 g Gouda
- 1 Ei
- 70 ml Sahne
- 30 g Frischkäse fettarm
- 40 g Schinkenwürfel

Material

- 1 Messer
- 1 Topf
- 1 Schüssel
- 1 Auflaufform

1. Zu Beginn blanchierst Du den Broccoli in kochendem Salzwasser.

2. Das Ei, den Frischkäse und die Sahne verrührst Du mit einem Schneebesen und schmeckst die Mischung ab.

3. Alle Zutaten in eine Auflaufform geben, mit dem Käse bestreuen und für 15 Minuten bei 180 °C backen.

Tipp

Den Broccoli kannst Du auch durch Rosenkohl oder Blumenkohl ersetzen.

Nährwertangaben (pro Portion)

Energie	610 kcal
Fett	44 g
Kohlenhydrate	11 g
Eiweiß	38 g

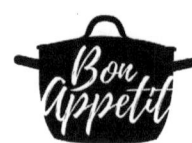

Hähnchen mit Zucchini-Nudeln

Walnüsse lassen das Fett schmelzen, und die Zucchini-Nudeln sind eine wunderbar Alternative zu klassischer Pasta – lecker und leicht zugleich.

Aufwand

●●○○○

Schwierigkeit

●●○○○

Dauer: 30 min

Zutaten 1 Person

- Knoblauch
- Zwiebel
- 3 Zucchini
- 100 g Feta
- 300 g Hähnchenfilet
- Walnüsse
- Grünes Pesto
- Salz und Pfeffer

Material

- 1 Spiralschneider
- 1 Pfanne
- 1 Messer

1. Du stellst mit dem Spiralschneider die Zucchini-Nudeln her.

2. Das Hähnchenfilet brätst Du in einer Pfanne für ca. zehn Minuten gar. Nimm es aus der Pfanne und würze es mit Salz und Pfeffer.

3. Die Nudeln zusammen mit gehackten Zwiebeln und Knoblauch in der gleichen Pfanne ein paar Minuten garen. Zum Schluss etwas grünes Pesto zugeben.

4. Das Fleisch mit den Nudeln servieren und mit Fetakäse und gehackten Walnüssen bestreuen.

Tipp

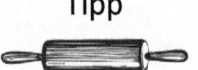

Die Nudeln sind auch ohne das Fleisch richtig lecker.

Nährwertangaben (pro Portion)

Energie	680 kcal
Fett	51 g
Kohlenhydrate	5 g
Eiweiß	46 g

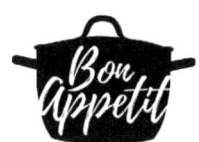

Pilzsuppe mit Ingwer

Dieses herbstliche Rezept ist kalorienarm und low-carb. Der Ingwer macht daraus ein echtes Fatburner-Highlight.

Aufwand

●●○○○

Schwierigkeit

●●○○○

Dauer: 30 min

Zutaten 1 Person

- 1 Zwiebel
- Knoblauch
- 1 Stange Porree
- 350 g Champignons
- Thymian/Ingwer
- 500 ml Brühe
- 80 ml Weißwein
- 100 g Sahne
- Schnittlauch

Material

- 1 Topf
- 1 Pürierstab
- 1 Messer

1. Brate in einem Topf die Zwiebeln, den Porree und den Knoblauch kurz an. Danach die Champignons zugeben und ebenfalls braun braten. Mit dem Weißwein ablöschen und einkochen lassen.

2. Dann gibst Du die Brühe hinzu und lässt alles für ca. 20 Minuten köcheln.

3. Die Suppe vom Herd nehmen und die fettarme Sahne zugeben – anschließend pürieren.

4. Zum Servieren frischen Ingwer, etwas Thymian und Schnittlauch zufügen.

Tipp

Nutze statt normaler Sahne Sojasahne und genieße das Gericht vegan.

Nährwertangaben (pro Portion)

Energie	410 kcal
Fett	24 g
Kohlenhydrate	13 g
Eiweiß	34 g

Süßkartoffelsuppe mit Ingwer

Diese Fatburner-Suppe setzt auf viel Geschmack und frischen Ingwer.

Aufwand

●●○○○

Schwierigkeit

●●○○○

Dauer: 30 min

Zutaten 1 Person

- 1 Schalotte
- 1 Knoblauchzehe
- Ingwer
- 2 große Süßkartoffeln
- 1 Apfel
- 60 ml Kokosmilch
- 300 ml Brühe
- Zitronensaft
- Chilipulver

Material

- 1 Mixer
- 1 Topf
- 1 Messer

1. Schneide die Schalotte klein und dünste sie zusammen mit dem Knoblauch und dem Ingwer glasig.

2. Rühre etwas Chilipulver unter und gebe die klein gewürfelten Süßklartoffeln zu. Mit der Brühe und der ungesüßten, fettreduzierten Kokosmilch auffüllen und für 15 Minuten köcheln lassen. Kurz vor Ende den gewürfelten Apfel zugeben.

3. Die Zutaten mit einem Stabmixer pürieren und mit Zitronensaft sowie Salz und Pfeffer abschmecken.

Tipp

Mit etwas Honig wird die Suppe fein süßlich.

Nährwertangaben (pro Portion)

Energie	430 kcal
Fett	17 g
Kohlenhydrate	60 g
Eiweiß	5 g

Rosenkohlpfanne mit Äpfeln

Diese vegetarische Pfanne überzeugt mit deftigem Geschmack. Die Kombination aus Rosenkohl und Äpfeln ist einfach unschlagbar.

Aufwand

●●○○○

Schwierigkeit

●●○○○

Dauer: 30 min

Zutaten 1 Person

- 250 g Rosenkohl
- 1 Zwiebel
- Knoblauch
- 1 Apfel
- 50 g geriebener Parmesan

Material

- 1 Pfanne
- 1 Messer
- 1 Raspel

1. Du schneidest die Zwiebeln und brätst diese zusammen mit dem Rosenkohl und dem Knoblauch in einer Pfanne für etwa sieben Minuten an.

2. Den Apfel raspeln und unter das Gemüse heben.

3. Alles mit etwas Wasser ablöschen und kurz weiterdünsten.

4. Zum Servieren mit Parmesan bestreuen und mit Pfeffer und Salz abschmecken.

Tipp

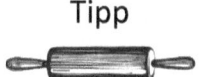

Frische Walnusskerne eignen sich wunderbar als Garnitur.

Nährwertangaben (pro Portion)

Energie	210 kcal
Fett	14 g
Kohlenhydrate	6 g
Eiweiß	15 g

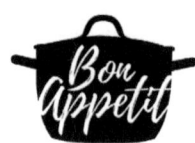

Asiatisches Curry-Hühnchen

Curry ist ein echter Klassiker für die Fatburner-Küche. Dieses Rezept ist einfach zu kochen und richtig scharf.

Aufwand

●●○○○

Schwierigkeit

●●○○○

Dauer: 30 min

Zutaten 1 Person

- 2 TL Currypulver scharf
- 1 TL Paprikapulver
- Etwas Rohrzucker
- ½ Dose Ananas
- 200 g Hähnchenbrust
- Etwas Kokosmilch
- ½ Rettich
- 1 Möhre

Material

- 1 Messer
- 1 Backblech
- 1 Mixer
- 1 Raspel

1. Du heizt den Ofen auf 200 °C vor. Die Marinade für das Hähnchen mischst Du aus dem Currypulver, dem Paprikapulver, etwas Zucker und einem Schuss Öl zusammen. Das Fleisch damit einreiben und im Ofen für 15-20 Minuten garen.

2. Die Ananas mit etwas Kokosmilch und ein wenig Currypulver zu einer Sauce pürieren. Dann raspelst Du die Möhre und gibst sie in die Sauce. Mit dem Rettich, Salz und Pfeffer abschmecken.

3. Streiche die fertige Hähnchenbrust mit der Marinade ein und serviere dazu einen gemischten Salat.

Tipp

Richtig lecker dazu sind Laugenstangen.

Nährwertangaben (pro Portion)

Energie	390 kcal
Fett	12 g
Kohlenhydrate	15 g
Eiweiß	32 g

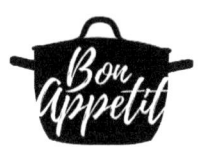

Spinatspaghetti in Tomatensauce

Dieses Rezept ist ein Klassiker für jeden Tag. Dank Chiliflocken wird Deine Fettverbrennung aktiv angekurbelt.

Aufwand

●●○○○

Schwierigkeit

●●○○○

Dauer: 30 min

Zutaten 1 Person

- 1 Knoblauchzehe
- 1 Zwiebel
- 100 g Kirschtomaten
- 50 ml Weißwein
- Tomatenmark
- 1 Dose Tomaten
- Chiliflocken
- Basilikum, frisch
- Parmesan

Material

- 1 Messer
- 1 Topf
- 1 Pfanne

1. Für die Sauce brätst Du den Knoblauch und die Zwiebel in einer Pfanne an. Mit dem Wein ablöschen und ein wenig Tomatenmark einrühren. Zum Abschmecken Salz, Pfeffer und die Chiliflocken verwenden.

2. Dann gibst Du die Dose Tomaten mit etwas Wasser in die Sauce – alles für weitere Minuten kochen lassen.

3. Die Pasta nach Anleitung kochen. Nun schneidest Du die Kirschtomaten klein und mischt alle Zutaten zusammen in der Pfanne durch. Kurz aufkochen lassen und mit Parmesan und etwas Basilikum garnieren.

Tipp

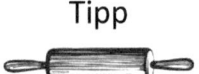

Diese Sauce passt zu allen Nudelsorten.

Nährwertangaben (pro Portion)

Energie	610 kcal
Fett	20 g
Kohlenhydrate	80 g
Eiweiß	19 g

Rotkohlrouladen mit Maronen

Das ideale Rezept, um Mama mit einem besonderen Sonntagsessen zu überraschen.

Aufwand

●●●○○

Schwierigkeit

●●○○○

Dauer: 30 min

Zutaten 1 Person

- 3 Rotkohlblätter
- 1 Quitte
- 120 g rote Linsen
- Thymian
- Zwiebel
- 80 ml Brühe
- 200 g Maronen

Material

- 1 Topf
- 3 Zahnstocher
- 1 Pfanne
- 1 Messer

1. Zuerst blanchierst Du die Rotkohlblätter. Die Quitte und die Maronen kleinschneiden und die Linsen etwa zehn Minuten in Salzwasser kochen.

2. Aus der Hälfte der Zwiebel, der Maronen und der Linsen mischst Du die Füllung an. Mit Thymian, Salz und Pfeffer abschmecken und auf die Rotkohlblätter geben. Diese rollst Du zusammen und fixierst sie mit einem Zahnstocher – kurz in der Pfanne anbraten.

3. Die Rouladen aus der Pfanne nehmen und die restlichen Zutaten in derselben Pfanne aufkochen und für 250 Minuten schmoren lassen. Alles zusammen servieren.

Tipp

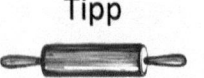

Statt Rotkohl kannst Du auch Weißkohl verwenden.

Nährwertangaben (pro Portion)

Energie	457 kcal
Fett	9 g
Kohlenhydrate	73 g
Eiweiß	19 g

Mais-Suppe mit Tortilla-Chips

Diese Suppe ist feurig scharf und hat leckeren Crunch durch Tortilla-Chips.

Aufwand

●●○○○

Schwierigkeit

●●○○○

Dauer: 30 min

Zutaten 1 Person

- 100 g Zwiebel
- 1 Knoblauchzehe
- 50 g Speck
- 1 Möhre
- 1 Paprikaschote
- 250 g Dosenmais
- 200 ml Brühe
- 100 g Hähnchen
- 1 Stängel Petersilie
- 2 Tortilla-Chips

Material

- 1 Messer
- 1 Topf

1. Zuerst brätst Du in einem Topf die Zwiebeln, den Knoblauch und den Speck an. Nach Belieben würzen.

2. Das geschnittene Gemüse dünstest Du ebenfalls an. Fülle es mit der Brühe auf.

3. Das Hähnchenfleisch schneidest Du klein und gibst es zu der Suppe. Alles für etwa 20 Minuten kochen lassen. Mit Petersilie und zwei Tortillia-Chips servieren.

Tipp

Die Suppe ist am nächsten Tag besonders lecker. Dann ist sie durchgezogen und hat noch mehr Geschmack.

Nährwertangaben (pro Portion)

Energie	584 kcal
Fett	37 g
Kohlenhydrate	43 g
Eiweiß	20 g

Zwischendurch mal etwas gönnen: Snacks ohne schlechtes Gewissen

1. Kefir-Shake mit Walnüssen
2. Apfel-Fruchtriegel
3. Smoothie mit Grünkohl
4. Tomaten-Melonen-Smoothie
5. Mango-Kokos-Shake
6. Tomaten-Wacholder-Suppe
7. Garnelen-Frucht-Spieße
8. Rhabarber-Chutney
9. Ingwer-Drink mit Blutorange
10. Backkürbis mit Joghurt

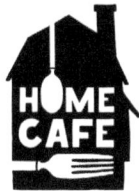

Kefir-Shake mit Walnüssen

Keine Zeit für aufwendiges Kochen? Dieser leckere Shake ist schnell gemacht und ein echter Fatburner – was willst Du mehr!

Aufwand

●○○○○

Schwierigkeit

●○○○○

Dauer: 10 min

Zutaten 1 Person

- 5 Walnüsse
- 4 EL Sanddornmus
- 100 ml Orangensaft
- 300 ml Kefir

Material

- Mixer
- 1 Messer

1. Die Walnüsse mit dem Messer hacken und zusammen mit allen anderen Zutaten im Mixer zu einem Smoothie pürieren.

2. Genieße es je nach der gewünschten Sämigkeit in einem Glas oder einer Schale.

Tipp

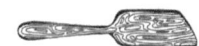

Du kannst diesen Smoothie nach Belieben mit Mineralwasser vermengen. Ideal für heiße Tage!

Nährwertangaben (pro Portion)	
Energie	217 kcal
Fett	13 g
Kohlenhydrate	13 g
Eiweiß	9 g

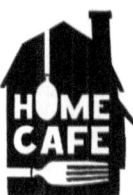

Ingwer-Drink mit Blutorange

Schnell angerührt und zu jeder Tageszeit richtig lecker – dieser Fatburner-Drink ist ein echtes Highlight.

Aufwand	**Zutaten 1 Person**	**Material**
●○○○○	• 4 Blutorangen	• 1 Zitronenpresse
Schwierigkeit	• Frischer Ingwer	• 1 Messer
●○○○○	• 200 ml Apfelsaft	• 2 Gläser
Dauer: 10 min	• Frische Melisse	

1. Zuerst presst Du die Orangen aus. Hacke den frischen Ingwer klein und gib ihn mit in den Saft.

2. Verteile den Saft auf zwei Gläser und fülle diese mit dem Apfelsaft auf. Mit frischer Melisse garnieren.

Tipp

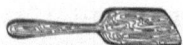

Dieser Drink ist auch aufgewärmt ein absoluter Hit.

Nährwertangaben (pro Portion)

Energie	140 kcal
Fett	1 g
Kohlenhydrate	29 g
Eiweiß	2 g

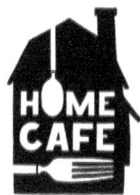

Apfel-Fruchtriegel

Dieser feine Snack ist ideal für unterwegs. Die Riegel lassen sich wunderbar vorbereiten und bleiben bei richtiger Lagerung lange frisch. Ideal auch für die Lunchbox von Kids geeignet.

Aufwand

●●○○○

Schwierigkeit

●○○○○

Dauer: 30 min

Zutaten 4 Riegel

- 4 Äpfel
- 100 g Nüsse
- 100 g Kürbiskerne
- 250 ml Apfelsaft
- 300 g Haferflocken
- 250 g Trockenfeige
- 100 g Rosinen
- 300 g Vollkornmehl

Material

- 1 Messer
- 1 Backblech
- Backpapier
- 1 Raspel

1. Du raspelst die Äpfel und vermengst alle Zutaten. Die Masse sollte gut durchmengt sein.

2. Backofen auf 180 °C vorheizen und die Masse auf einem Backblech mit Backpapier verteilen. In gleichgroße Riegel schneiden.

3. Ca. 25 Minuten backen. Abkühlen lassen und gleich essen oder in einer luftdicht verschlossen Dose aufbewahren.

Tipp

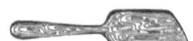

Du kannst die Masse nach Belieben mit Cranberries oder Kokosraspeln und weiteren Trockenzutaten vermengen. Auch Trockenobst passt sehr gut dazu.

Nährwertangaben (pro Riegel)

Energie	164 kcal
Fett	7 g
Kohlenhydrate	19 g
Eiweiß	4 g

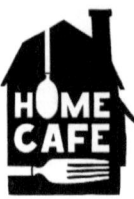

Smoothie mit Grünkohl

Ein grüner Smoothie ist der ideale Snack, wenn Du frische Energie tanken möchtest. Diese Variante ist sättigend und kurbelt den Stoffwechsel an.

Aufwand

●●○○○

Schwierigkeit

●○○○○

Dauer: 10 min

Zutaten 1 Person

- 5 Grünkohlblätter
- 2 Kiwis
- 1 Orange
- Etwas Ingwer
- 200 ml Mineralwasser

Material

- 1 Messer
- 1 Mixer

1. Du schälst die Orangen, Kiwi und den Ingwer und schneidest alles klein.

2. Entferne den Grünkohl vom Strunk.

3. Anschließend gibst du alle Zutaten in den Mixer und pürierst sie dick-cremig.

4. Fülle das Getränk mit dem Mineralwasser auf und genieße es!

Tipp

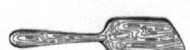

Du kannst die Kiwis auch durch einen Apfel ersetzen.

Nährwertangaben (pro Portion)

Energie	158 kcal
Fett	2 g
Kohlenhydrate	22 g
Eiweiß	8 g

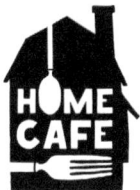

Tomaten-Melonen-Smoothie

Dieser Smoothie ist so gut, dass er fast als Hauptspeise durchgeht. Dank Chiliflocken ist er nicht nur kräftig im Geschmack, sondern regt auch noch die Verdauung an.

Aufwand

●●○○○

Schwierigkeit

●○○○○

Dauer: 10 min

Zutaten 1 Person

- 200 g Wassermelone
- 4 kleine Tomaten
- Koriander
- Chiliflocken
- Handvoll Eiswürfel
- Etwas Zitronensaft

Material

- 1 Schüssel
- 1 Messer
- 1 Mixer

1. Übergieße die Tomaten mit heißem Wasser und häute sie anschließend.

2. Die restlichen Zutaten klein schneiden und zum Pürieren in den Mixer geben. Wenn Dir der Smoothie nicht flüssig genug ist, gib einfach ein paar weitere Eiswürfel zu.

Tipp

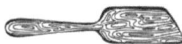

Du kannst das Ganze auch mit etwas Leinöl abschmecken.

Nährwertangaben (pro Portion)

Energie	60 kcal
Fett	0 g
Kohlenhydrate	15 g
Eiweiß	0 g

Mango-Kokos-Shake

Lust auf etwas Exotisches? Dann ist dieser scharfe Shake genau richtig für Dich. Wenige Kalorien und ein paar Fatburner-Zutaten machen diesen Shake zum perfekten Begleiter.

Aufwand
●○○○○

Schwierigkeit
●○○○○

Dauer: 10 min

Zutaten 1 Person
- ½ Papaya
- ½ Mango
- 1 Limette
- 2 EL brauner Zucker
- 200 ml Kokosmilch
- 200 ml O-Saft
- Tabasco
- Chilifäden

Material
- 1 Mixer
- 1 Messer
- 1 Raspel

1. Du raspelst etwas Limettenschale ab und vermengst sie mit dem braunen Zucker.

2. Bis auf den Orangensaft die restlichen Zutaten kleinschneiden und im Mixer pürieren.

3. Feuchte den Rand eins Glases mit etwas Limettensaft an und drehe es in der Limettenschalenmischung. Den Shake einfüllen und mit dem Orangensaft auffüllen.

Tipp

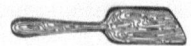

Im Sommer den Shake mit ein paar Eiswürfeln mixen, dann wirkt er besonders erfrischend.

Nährwertangaben (pro Portion)

Energie	125 kcal
Fett	1 g
Kohlenhydrate	28 g
Eiweiß	1 g

Tomaten-Wacholder-Suppe

Eine Suppe für Zwischendurch ist immer eine gute Idee. Diese leckere Suppe kannst Du schnell zubereiten und kalt genießen.

Aufwand

●●○○○

Schwierigkeit

●○○○○

Dauer: 10 min

Zutaten 1 Person

- 5 Tomaten
- 75 g getr. Tomaten
- 50 g Sellerie
- 1 Orange
- 5 Wacholderbeeren
- 1 TL Olivenöl
- Basilikum
- 50 g Porree
- Salz und Pfeffer

Material

- 1 Schüssel
- 1 Mixer
- 1 Messer
- 1 Stoßer

1. Du mischst die frischen und getrockneten Tomaten zusammen mit etwas Orangeschale, dem kleingeschnittenen Sellerie und Porree zu einer feinen Masse.

2. Nach Bedarf kannst Du die Masse mit etwas Wasser verdünnen.

3. Vor dem Servieren mit Salz, Pfeffer und etwas Olivenöl abschmecken. Zerstoßene Wacholderbeeren und frischen Basilikum dazugeben.

Tipp

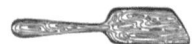

Du kannst die Suppe auch mit einem Schuss Agavendicksaft verfeinern.

Nährwertangaben (pro Portion)

Energie	215 kcal
Fett	12 g
Kohlenhydrate	14 g
Eiweiß	5 g

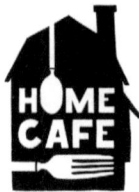

Garnelen-Frucht-Spieße

Dank Ingwer und Chili machen diese feinen Garnen-Spieße Deinem Stoffwechsel ordentlich Dampf.

Aufwand

●●○○○

Schwierigkeit

●○○○○

Dauer: 15 min

Zutaten 1 Person

- 2 Scheiben Ananas
- ½ Salatgurke
- 1 Möhre
- 1 rote Zwiebel
- 1 Chilischote
- Zitronensaft
- Sesamöl
- Ingwer
- 8 Garnelen

Material

- Holzspieße
- 1 Messer
- 1 Pfanne

1. In einer heißen Pfanne brätst du alle Zutaten an. Die Ananas dafür würfeln und die Gurke in lange Streifen schneiden. Die Möhre fein raspeln.

2. Nach dem Anbraten alles mit Sesamöl und Zitronensaft abschmecken. Dann ziehst Du je vier Garnelen und vier Ananasstücke auf einen Spieß. Zusammen mit dem Pfannengemüse genießen.

Tipp

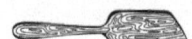

Die Spieße lassen sich wunderbar für eine Party vorbereiten.

Nährwertangaben (pro Portion)

Energie	330 kcal
Fett	18 g
Kohlenhydrate	11 g
Eiweiß	30 g

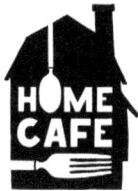

Rhabarber-Chutney

Dieses leckere Chutney ist voll von Vitamin C und Kalium und ist dank Ingwer und Kurkuma ein echter Fettkiller. Am beste auf Vorrat zubereiten und als Snack genießen, wenn Dich der kleine Hunger packt.

Aufwand

●●○○○

Schwierigkeit

●●○○○

Dauer: 15 min

Zutaten 1 Person

- 50 g Rohrzucker
- Grüner Tabasco
- Ingwer
- 3 Stg. Rhabarber
- 1 Grapefruit
- Gewürzelken
- 3 getr. Aprikosen
- 50 ml Rotweinessig
- Etwas Kurkuma

Material

- 1 Messer
- 1 Topf
- 1 Glas mit Deckel

1. Schäle den Rhabarber und hacke ihn in kleine Stücke. Die Grapefruit wird von Dir filetiert.

2. Anschließend gibst Du alle Zutaten in einen Topf und lässt sie bei niedriger Temperatur für zehn Minuten einkochen. Bei Bedarf etwas Wasser auffüllen.

3. Fülle das Chutney noch heiß in ein Einkochglas ein – nachdem Du vorher einen Löffel über Dein Vanilleeis gegeben hast!

Tipp

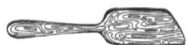

Du kannst das Chutney lange aufbewahren und gut als Beilage zu Fisch und Fleisch reichen.

Nährwertangaben (pro Portion)

Energie	192 kcal
Fett	10 g
Kohlenhydrate	41 g
Eiweiß	2 g

HOME CAFE

Backkürbis mit Joghurt

Lust auf einen warmen Snack, der sich quasi von selber zubereitet? Dann ist dieser Kürbis die richtige Wahl. Einfach in den Offen schieben und dann genießen!

Aufwand

●●○○○

Schwierigkeit

●●○○○

Dauer: 30 min

Zutaten 1 Person
- 400 g Kürbis
- Ingwer
- 100 ml Brühe
- 1 EL Olivenöl
- Etwas Rosmarin
- 300 g fettarmer Joghurt
- Orangensaft
- 3 Pumpernickel

Material
- 1 Messer
- 1 Backblech
- 1 Schüssel

1. Du gibst bis auf den Orangensaft und den Joghurt alle Zutaten auf ein Backbleck. Den Kürbis zuvor mit der Schale in dicke Streifen schneiden.

2. Nach 25 Minuten bei 180 °C im Backofen genießt Du den Kürbis mit einem Dip aus dem Joghurt und einem Schuss Orangensaft. Den Kürbis und den Joghurt kannst Du nach Belieben mit Salz und Pfeffer abschmecken.

3. Richtig lecker dazu ist das frisches Pumpernickelbrot.

Tipp

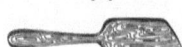

Für den Extra Kick im Stoffwechsel mit ein wenig Chili und Knoblauch verfeinern.

Nährwertangaben (pro Portion)

Energie	330 kcal
Fett	9 g
Kohlenhydrate	46 g
Eiweiß	15 g

Auch Nachtisch kann gesund sein: Lass ihn Dir schmecken

1. Wassermelonensmoothie
2. Chili-Kokos-Eis mit Ananas
3. Walnusseis
4. Chilischokolade mit Sternanis
5. Obstsalat mit Maracujasauce
6. Wassermelone vom Grill mit Chili
7. Avocadomousse mit Pistazien
8. Kokoscrepe mit Puderzucker
9. Dinkel-Scones
10. Zimtapfel

WHIP IT,
WHIP IT
GOOD

Wassermelonensmoothie

Vor allem an heißen Tagen ist dieser leckere Smoothie ein wunderbarer Nachtisch. Er ist schnell zubereitet und super erfrischend.

Aufwand

●○○○○

Schwierigkeit

●○○○○

Dauer: 10 min

Zutaten 1 Person

- 1 Limette
- ½ Wassermelone
- 200 ml Kokosmilch
- Frische Minze
- Eiswürfel

Material

- 1 Zitronenpresse
- 1 Mixer
- 1 Messer

1. Du presst den Saft aus der Limette und schneidest die Melone in kleine Stücke.

2. Anschließend bis auf die Eiswürfel alle Zutaten mixen.

3. In einem Glas mit frischer Minze und Eiswürfeln servieren.

Tipp

Den Smoothie in der Melonenhälfte servieren – das sieht richtig gut aus.

Nährwertangaben (pro Portion)

Energie	90 kcal
Fett	2 g
Kohlenhydrate	13 g
Eiweiß	1 g

Chili-Kokos-Eis mit Ananas

Dieses Eis läst keinen Raum für Langeweile. Die gelungene Kombination aus Chili und Ananas mit Kokos macht es zu einem echten Geschmackserlebnis.

Aufwand

●○○○○

Schwierigkeit

●○○○○

Dauer: 10 min

Zutaten 1 Person

- 50 g Ananas
- Chilifäden
- 2 El Kokoseis
- Wasser

Material

- 1 Mixer
- Formen für Eis
- 1 Messer

1. Schneide die Ananas in Stücke und mixe sie zusammen mit den Chilifäden zu einem Püree.

2. Das Kokoseis leicht antauen lassen und mit der Ananasmasse vermengen. Bei Bedarf ein wenig Wasser zugeben.

3. Die Masse in die Eisformen füllen und einfrieren.

Tipp

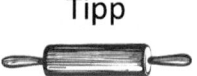

Dieses Rezept funktioniert auch sehr gut mit Erdbeeren.

Nährwertangaben (pro Portion)

Energie	160 kcal
Fett	1 g
Kohlenhydrate	9 g
Eiweiß	12 g

WHIP IT, WHIP IT GOOD

Walnusseis

Eis ist genau dein Ding? Mit diesem Walnusseis kannst Du genießen und gleichzeitig Fatburner-Zutaten einnehmen – die perfekte Kombination.

Aufwand

●●○○○

Schwierigkeit

●○○○○

Dauer: 10 min

Zutaten 1 Portion

- 40 ml fettarme Milch
- 120 fettarmer Joghurt
- 20 g Walnüsse
- 20 g Zartbittere Schokolade
- Prise Meersalz

Material

- 1 Mixer
- 1 Eisformen

1. Du gibst alle Zutaten in einen Mixer und schlägst eine cremige Masse auf.

2. Diese in die Eisformen geben und tiefkühlen.

3. Nach Belieben vor dem Verzehr das fertige Eis mit Schokolade und Walnüssen sowie etwas Meersalz garnieren.

Tipp

Du kannst das Eis auch mit Kokos oder Vanille verfeinern.

Nährwertangaben (pro Portion)

Energie	120 kcal
Fett	3 g
Kohlenhydrate	5 g
Eiweiß	7 g

Chilischokolade mit Sternanis

Dieser heiße Drink ist an kalten Tagen eine süße Verführung. Nicht nur nach dem Essen kannst Du hier etwas ganz Besonderes genießen.

Aufwand

●●○○○

Schwierigkeit

●○○○○

Dauer: 15 min

Zutaten

- 100 ml Wasser
- 400 ml Mandelmilch
- Etwas Kakaopulver
- 2 Sternanis
- 2 Zimtstangen
- Etwas Stevia

Material

- 1 Shaker
- 1 Kochtopf

1. Du vermengst in einem Shaker die Milch mit dem Kakaopulver und dem Wasser. Anschließend alles zusammen mit den Gewürzen kurz im Topf erwärmen.

2. Nach Belieben mit Stevia süßen und warm genießen.

Tipp

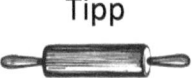

Wenn Du keine Shaker zur Hand hast, kannst Du auch ein einfaches Glas mit Schraubdeckel nutzen und alles darin gut schütteln.

Nährwertangaben (pro Portion)

Energie	240 kcal
Fett	10 g
Kohlenhydrate	8 g
Eiweiß	50 g

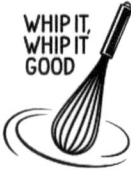
WHIP IT,
WHIP IT
GOOD

Obstsalat mit Maracujasauce

Wenn es lecker, aber schlicht sein soll, ist dieser Obstsalat genau die richtige Wahl.

Aufwand

●●○○○

Schwierigkeit

●○○○○

Dauer: 10 min

Zutaten 1 Person

- ½ Orange
- ½ Zitrone
- 1 Maracuja

- 400 g Obst nach Wahl – am beste Saisonal und regionl
- Frische Minze

Material

- 1 Mixer
- 1 Schüssel
- 1 Messer

1. Mische zusammen mit dem Fruchtfleisch der Maracuja, dem Saft der Orange und der Zitrone ein Dressing.

2. Das restliche Obst kleinschneiden und das Dressing unterheben.

3. Mit der frischen Minze garnieren – fertig zum Genießen!

Tipp

Statt der Minze ist auch Basilikum zu diesem Salat sehr lecker.

<u>Nährwertangaben (pro Portion)</u>

Energie	90 kcal
Fett	1 g
Kohlenhydrate	18 g
Eiweiß	1 g

Wassermelone vom Grill mit Chili

Auf der Suche nach einem ganz besonderen Dessert? Dieses Rezept ist garantiert das Highlight jeder Party.

Aufwand

●●○○○

Schwierigkeit

●●○○○

Dauer: 15 min

Zutaten 1 Person

- 50 g Zartbittere Schokolade
- 150 g Wassermelone
- 15 g Kokosraspeln
- Chilifäden

Material

- Holzspieße
- 1 Schüssel
- 1 Topf
- 1 Messer
- 1 Grill

1. In einem Wasserbad schmilzt Du die Schokolade.

2. Die Melone in etwas dickere Dreiecke schneiden und von beiden Seiten kurz angrillen.

3. Die Melonenstücke nimmst Du dann vom Grill und steckst sie auf lange Holzßspieße.

4. Lass sie kurz abkühlen und ziehe dann die Spitze durch die Schokolade. Anschließend mit den Kokosraspeln und Chilifäden garnieren.

Tipp

Du kannst den Schritt mit dem Grillen auch überspringen oder die Melone kurz in den Ofen legen.

Nährwertangaben (pro Portion)

Energie	210 kcal
Fett	13 g
Kohlenhydrate	21 g
Eiweiß	3 g

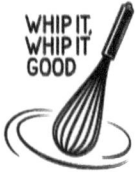

Avocadomousse mit Pistazien

Dieses Dessert ist schnell zu bereitet und die richtige Wahl für kleine Leckermäulchen. Ideal, um ein festliches Essen abzuschließen.

Aufwand

●●○○○

Schwierigkeit

●●○○○

Dauer: 15 min

Zutaten 1 Person

- 1 Avocado
- Etwas Zitronensaft
- 20 g Kakaopulver
- 20 g Pistazien
- 50 g Magerquark
- 1 TL Süßstoff

Material

- 1 Mixer
- 1 Löffel

1. Püriere das Fruchtfleisch der Avocado in einem Mixer und hebe anschließend die restlichen Zutaten unter.

2. Vor dem Servieren etwa 10 Minuten kaltstellen. Mit Pistazien garnieren.

Tipp

Die Creme ist auch als Aufstrich aufs Brot richtig lecker.

Nährwertangaben (pro Portion)

Energie	297 kcal
Fett	22 g
Kohlenhydrate	13 g
Eiweiß	8 g

WHIP IT,
WHIP IT
GOOD

Kokoscrepe mit Puderzucker

Diese Crepes sind ein echter Klassiker. Lecker zum Tee oder als Dessert.

Aufwand

●●○○○

Schwierigkeit

●●○○○

Dauer: 20 min

Zutaten 1 Person

- 50 g Dinkelmehl
- 60 g Speisestärke
- 1 Ei
- Kokosflocken
- 250 ml fettarme Milch

Material

- 1 Schüssel
- 1 Pfanne

1. Du mischst aus dem Mehl, der Speisestärke, dem Ei und der Milch einen glatten Teig. Er sollte leicht flüssig sein, um sich dünn in der Pfanne zu verteilen.

2. Den Crepe in einer heißen Pfanne von beiden Seiten ausbacken und warm servieren. Mit den Kokosflocken garnieren und genießen.

Tipp

Du kannst die Crepes auch vorbereiten und kalt genießen.

Nährwertangaben (pro Crepe)

Energie	185 kcal
Fett	9 g
Kohlenhydrate	22 g
Eiweiß	9 g

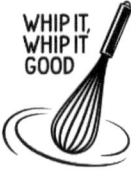

Dinkel-Scones

Perfekt zur Teatime oder als Dessert geeignet. Diese englischen Scones werden mit Dinkelmehl zubereitet und mit Walnüssen verfeinert.

Aufwand

●●○○○

Schwierigkeit

●●○○○

Dauer: 20 min

Zutaten 2 Scones

- 80 g Dinkelmehl
- Etwas Backpulver
- 10 g Magarine
- 50 ml fettarme Buttermilch
- 1 Ei
- 1 EL Wallnusskerne, gemahlen

Material

- 1 Schüssel
- 1 Backblech
- 1 Nudelholz

1. Du heißt den Ofen auf 200 °C vor.

2. Das Mehl mit dem Backpulver vermengen und die Butter einreiben, bis feine Krümel entstehen. Anschließend mit der Buttermilch und den Walnusskernen vermengen, bis ein geschmeidiger Teig entsteht.

3. Den Teig etwa drei Zentimeter dick ausrollen und mit einem Glas oder einer Plätzchenform runde Scones ausstechen.

4. Das Ei verquirlen und die Scones damit bestreichen. Du backst die Scones für zehn Minuten goldbraun.

Tipp

Mit Deiner Lieblingsmarmelade genießen!

Nährwertangaben (pro Stück)

Energie	101 kcal
Fett	3 g
Kohlenhydrate	9 g
Eiweiß	4 g

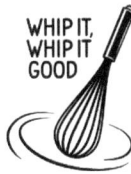

Zimtapfel

Dieser gebackene Zimtapfel ist etwas zum Verlieben. Leicht zubereitet und ideal für die Fatburnerernährung.

Aufwand

●●○○○

Schwierigkeit

●○○○○

Dauer: 30 min

Zutaten 1 Person

- 2 Äpfel
- 35 g Süßstoff
- 3 EL Zimt
- Wasser
- 15 g Walnüsse

Material

- 1 Messer
- 1 Auflaufform
- 1 Pfanne
- Etwas Alufolie

1. Zuerst schneidest Du den Deckel vom Apfel ab und entnimmst das Kerngehäuse.

2. In einer Pfanne die gehackten Walnüsse leicht rösten und mit einem Schuss Wasser, Zimt und dem Süßstoff kurz aufkochen. Die Mischung in den Apfel gießen und den Deckel des Obstes wieder auflegen.

3. Den Apfel in Alufolie wickeln und für 25 Minuten bei 180 °C backen.

Tipp

Die Nüsse kannst Du beliebig gegen Pistazien oder auch Mandeln austauschen.

Nährwertangaben (pro Portion)

Energie	229 kcal
Fett	6 g
Kohlenhydrate	10 g
Eiweiß	2 g

Zum Schluss noch ein Wort ...

Wir sind am Ende meines Ratgebers zur gezielten Abnahme von Bauchfett angelangt. Und ich hoffe, Du hast etwas aus dem Buch mitnehmen können. Mag es auch schwierig sein, gezielt am Bauch abzunehmen, wirst Du mit einer langfristig gesunden Ernährung und aktiven Lebensweise im Laufe der Zeit am gesamten Körper Fett verlieren – und damit auch an den Stellen, die Dir besonders wichtig sind. Wie zum Beispiel rund um Deine Taille. Danach wirst Du Dich nicht nur rundum besser fühlen, sondern auch mögliche Folgekrankheiten umgehen, die überproportional viel Bauchfett mit sich bringt.

Das Gute daran: Dazu musst Du weder einem Diätplan folgen noch Fatburner-Tabletten schlucken oder Light-Produkte kaufen. Du weißt jetzt, wie Dein Stoffwechsel funktioniert und was er am liebsten und was er gar nicht mag. Du kannst Dir ausrechnen, ob Du aktuell wirklich schon über dem Normalgewicht liegst oder Dich einfach nur nicht gut fühlst. Du kannst Dein Sportprogramm nach Deiner Herzfrequenz ausrichten oder nach Lust und Laune (Hauptsache, Du integrierst regelmäßige Bewegung in Deinen Tagesablauf).

Solltest Du Deinem Ziel trotz meines Ernährungsvorschlags, trotz der Rezepte, aus denen Du Dir Deinen eigenen Speiseplan erstellen kannst, trotz aller Bemühungen, Gewicht zu verlieren, nicht näherkommen, dann versuche es mit einer Online-Blutauswertung oder wende Dich an den Arzt Deines Vertrauens. So kannst Du eventuelle Krankheiten wie eine Schilddrüsenunterfunktion als Ursache für Dein Bauchfett ausschließen.

Ob Dir die Informationen weitergeholfen haben, Du etwas vermisst hast oder Dich dieser Ratgeber voraussichtlich weiterhin auf Deinem Weg zur Gewichtsreduzierung begleiten wird, wie Dir meine Mahlzeiten geschmeckt haben und ob Du Dein Ziel am Ende erreicht hast – lass mich sehr gerne jederzeit Dein Feedback wissen. Ich freue mich darauf, von Dir zu hören. Bis dahin verabschiede ich mich fürs Erste. Aber nicht, ohne Dir für Dein Vorhaben von Herzen viel Erfolg zu wünschen. Auf ein gesundes und glückliches Leben!

Deine Julia Stevens

ISBN: 978-3-96959-072-0

Printed in Poland
by Amazon Fulfillment
Poland Sp. z o.o., Wrocław